LE DÉVELOPPEMENT DE L'ENFANT NÉ PRÉMATURÉ

Collection
"Troubles du développement psychologique et des apprentissages"

Direction : James Rivière (Université de Rouen)

Dans la même collection

Le trouble de l'acquisition de la coordination
R.H. Geuze, 2005.

L'acquisition du langage par l'enfant sourd : les signes, l'oral et l'écrit
Sous la direction de P. Transler, J. Leybaut et J.E. Gombert, 2005.

La dyscalculie : trouble du développement numérique chez l'enfant
Sous la direction de M.P. Noël, 2006.

Les troubles anxieux chez l'enfant et l'adolescent
Sous la direction de L. Turgeon et P.L. Gendreau, 2007.

Les troubles des conduites alimentaires chez l'enfant et l'adolescent
Sous la direction de H. Chabrol, 2007.

Epilepsies de l'enfant : troubles du développement cognitif et socio-émotionnel
Sous la direction de I. Jambaqué, 2008.

Dyslexies : approches thérapeutiques, de la psychologie cognitive à la linguistique
Sous la direction de A. Devevey, 2009.

La langue française parlée complétée (LPC) : fondements et perspectives
Sous la direction de J. Leybaert, 2011.

TROUBLES DU DÉVELOPPEMENT PSYCHOLOGIQUE ET DES APPRENTISSAGES

LE DÉVELOPPEMENT DE L'ENFANT NÉ PRÉMATURÉ

Sous la direction de
Daniel Mellier

Solal

111, rue Sainte-Cécile
13005 Marseille
e-mail : editions.solal@wanadoo.fr
site internet : http://www.editions-solal.fr

ISBN : 978-2-35327-124-5

Table des matières

INTRODUCTION

Le développement psychologique, chez l'enfant né prématuré, comme chez l'enfant né à terme, transforme et construit les répertoires des capacités mentales telles qu'elles se révèlent dans les activités perceptives, motrices, sociales, affectives, émotionnelles, intellectuelles. La plus grande immaturité de son organisme au plan neurobiologique, la particularité du milieu hospitalier dans ses composantes environnementales et sociales, le contexte psychologique global de cette naissance et de l'hospitalisation qui s'ensuit, constituent une situation originale et artificielle pour le bébé né prématuré et pour ses parents. Celle-ci réclame des soins particuliers, pour partie spécifiques aux prématurés, pour que le bébé devienne capable, de manière autonome, de réguler sa température, de stabiliser ses rythmes respiratoires et cardiaques, de téter suffisamment efficacement, mais aussi d'agir sur le monde des objets et d'interagir avec les adultes. Certains de ces soins sont apportés par l'équipe médicale et soignante. D'autres sont donnés par les parents qui, soutenus par les soignants, trouvent progressivement les sentiments, les émotions et les pensées nécessaires pour se situer comme père et mère et ajuster leurs pratiques à la situation particulière de l'enfant.

Les recherches, qui bénéficient de la concertation entre les disciplines des professions de santé, ont concouru à modifier les conditions d'accueil et d'accompagnement des parents comme les modalités de soins aux enfants. L'intégration des connaissances issues des recherches fondamentales sur le développement de l'enfant a permis d'initier des pratiques novatrices comme les « soins kangourou », les « soins de développement ». Elles ont aussi contribué à en évaluer les effets sur le développement des enfants et les émotions des parents.

Dans certaines circonstances, le complexe bio-psycho-social original créé par la naissance prématurée est susceptible d'induire des fragilités, des retards, des troubles du développement psychologique chez une partie des enfants. Les études de comparaison indiquent que les risques sont plus élevés que chez les enfants nés à terme de voir émerger des perturbations et des troubles du fonctionnement psychologique chez les enfants nés prématurés.

Les conclusions, éventuellement pessimistes, sont à comprendre en termes de risques probables plus fréquents en cas de naissance prématurée. Elles sont presque toujours assorties d'une compréhension multifactorielle telle que la naissance prématurée en elle-même ne contribue que partiellement à la formation du parcours de développement qui résulte aussi des effets socio-éducatifs et de la particularité du profil biomédical de l'enfant. Enfin et surtout, les recherches permettent d'organiser des pratiques qui limitent ou compensent les difficultés en intervenant par l'éducation.

C'est en ce sens que les soins visent, au cours de l'hospitalisation et au-delà dans l'enfance, à répondre aux besoins spécifiques des enfants en instaurant des pratiques de prévention de la survenue de ces troubles du développement et, le cas échéant, à pallier leurs conséquences sur le devenir. Chez l'enfant plus grand, le devenir scolaire est un objet de préoccupation des équipes de professionnels et des parents.

Cet ouvrage rassemble les contributions de psychologues, pédiatres, biologistes, neuropsychologues, neuropédiatres. Il donne un état des connaissances et des pratiques actuelles en s'appuyant sur les recherches scientifiques issues de suivis longitudinaux et de comparaisons entre les groupes d'enfants sur plusieurs dimensions psychologiques. L'analyse comparative, souvent réalisée pour plusieurs niveaux d'âge ou de développement, porte sur des groupes d'enfants nés prématurés à des âges de gestation différents. Elle est aussi comparée aux activités psychologiques notées dans des groupes d'enfants nés à terme évoluant dans des contextes socio-éducatifs variés.

Le livre est ouvert par une analyse des contraintes neurologiques et psychologiques qui pèsent sur le développement de l'enfant né prématuré. Le chapitre de **Mellier et Marret** explicite les enjeux des soins délivrés par les équipes médicales. Il évoque les écueils développementaux les plus probables chez l'enfant né prématuré et rend compte des enjeux psychiques des parents. Les trois chapitres suivants concernent la période du nourrisson et de la toute petite enfance. Le chapitre de **Schaal, Goubet, Delaunay-El Allam** examine les « attentes sensorielles » du bébé né prématuré. Il exploite les connaissances issues des recherches sur le foetus et le nourrisson, fait appel aux enseignements tirés des modèles animaux, pour décrire le monde sensoriel du bébé né prématuré. L'accent est mis sur l'activité perceptive, en particulier l'olfaction et la douleur. Le chapitre suivant est proposé par **Borghini**. L'auteure se centre sur la formation du lien d'attachement et ses vicissitudes, telles qu'elles se montrent dans les représentations maternelles. Elle souligne la variété des évolutions parentales en discernant des conjonctions de facteurs capables de canaliser les relations à l'enfant. Le quatrième chapitre fait une synthèse de l'expérience acquise en Colombie dans le portage kangourou des bébés nés prématurés. **Tessier, Nadeau et Charpak** pointent les bénéfices de ces pratiques sur le développement de l'enfant comme sur les sentiments de compétence des mères. Ils envisagent leur application dans les services hospitaliers des pays riches.

Les trois dernières contributions concernent l'enfant d'âge préscolaire et scolaire. Le chapitre de **Guimard, Florin et Nocus** rend compte d'une étude sur les indicateurs du devenir scolaire des jeunes enfants en école maternelle. Il met à la disposition des pédagogues et des équipes de suivi des enfants nés prématurés un questionnaire qui permet d'évaluer comment le jeune enfant s'adapte aux exigences de l'école maternelle. Cet outil, dont ils montrent la fiabilité et la capacité de prédiction de l'adaptation scolaire ultérieure, s'accompagne de références d'outils accessibles aux enseignants pour qu'ils assurent efficacement la mission de prévention dévolue à l'école maternelle.

Les deux derniers chapitres concernent le développement des fonctions exécutives, processus qui administrent les activités cognitives et assurent leur contrôle, leur planification, leur flexibilité et l'inhibition comportementale ou cognitive. **Deforge, Toniolo et Hascoët** donnent une synthèse des connaissances sur les capacités attentionnelles et des fonctions exécutives mobilisées pour apprendre et résoudre des tâches intellectuelles. **Pizzo et Barisnikov** éclairent pour leur part les liens entre ces fonctionnements exécutifs et le développement socio-émotionnel des enfants nés prématurés.

Daniel MELLIER

Collection Troubles du développement psychologique et des apprentissages
Le développement de l'enfant né prématuré
Daniel Mellier (Ed.)
Solal éditeur, Marseille - 2011.

D. MELLIER[1]
S. MARRET[2]

CONTRAINTES POUR LE DÉVELOPPEMENT NEUROPSYCHOLOGIQUE DE L'ENFANT NÉ PRÉMATURÉ

La naissance prématurée, et l'hospitalisation qui s'ensuit, créent une situation singulière de développement de l'enfant ainsi qu'une source de stress et d'anxiété pour les parents. Les soignants, chargés de délivrer les soins[3] qui assurent le meilleur devenir possible pour l'enfant en améliorant autant que faire se peut sa qualité de vie, ont aussi à favoriser l'évolution des capacités du parent à se reconnaître comme mère ou père, à tisser les liens d'attachement à l'enfant, à lui assurer les soins et l'éducation.

Les naissances à des termes très précoces, le devenir incertain pour la survie et le développement des enfants, posent des questions éthiques conduisant à définir des recommandations pour éviter les soins déraisonnables. La prise en charge des enfants nés prématurés s'inscrit dans un système de soins intégré dans l'organisation hospitalière et les politiques de santé, comme dans les valeurs sociales et culturelles relatives à la santé, à l'éducation et au bien-être des enfants. C'est à ce titre que la prématurité est une situation exceptionnelle où s'expriment les avancées de la recherche scientifique, les évolutions institutionnelles des établissements de soins et d'éducation, les changements des

1. Université de Rouen, UFR Sciences de l'Homme et de la Société, Laboratoire PSY NCA (Psychologie et Neurosciences de la Cognition et de l'Affectivité, EA 4306), daniel.mellier@univ-rouen.fr

2. Service de Pédiatrie néonatale et réanimation, Centre d'Education fonctionnelle et de Référence des Troubles des Apprentissages de l'enfant. Hôpital Charles-Nicolle, CHU de Rouen et Equipe d'Accueil 4309, Handicap neurologique périnatal, Institut de Recherche biomédicale et d'Innovation, Faculté de Médecine et de Pharmacie, Université de Rouen.

3. Le soin est à comprendre au sens anglais du « care » qui signifie soigner, accorder de l'attention, prendre soin.

organisations familiales et du rôle des pères et mères, les représentations de l'enfance. Elle est un « laboratoire naturel » pour comprendre le développement humain dans la complexité des intrications des composantes biologiques, sociologiques et psychologiques. La prématurité est au total une question de santé publique qui concerne l'ensemble de la période périnatale et de l'enfance.

Ce chapitre propose d'examiner les avancées des connaissances sur le devenir des enfants nés prématurés et des pratiques destinées aux enfants et à leurs familles. Il résume l'évolution des politiques de santé en périnatologie, puis traite des conséquences de la prématurité sur la qualité de vie des enfants. La dernière partie s'intéresse aux effets des traitements et à leurs impacts sur la famille et les équipes.

L'ÉVOLUTION DES POLITIQUES DE SANTÉ

LA CONSTITUTION DES RÉSEAUX DE SOINS ET DE PRÉVENTION

Depuis les années 1970, les politiques de santé en France ont cherché à prévenir la prématurité pour en diminuer la fréquence de survenue et les conséquences jusqu'à l'âge scolaire des enfants. Elles ont amélioré le suivi des grossesses et adressé à la société dans son ensemble des recommandations de santé (alimentation, tabac, alcool, exercice physique, suivi médical). Elles ont promu des réseaux de santé pour optimiser la continuité des soins et la coopération des professionnels dans la prévention primaire ciblée sur les grossesses, comme dans les actions préventives secondaires destinées à limiter les effets de la prématurité sur le devenir de l'enfant et du parent. Cela s'est traduit par l'entrée de nouveaux professionnels dans les services hospitaliers dédiés aux soins des prématurés. Les psychologues ont été mobilisés pour accompagner les familles, faciliter le tissage du lien parent-enfant, analyser les pratiques avec les soignants. Les kinésithérapeutes ont apporté leur expertise pour développer des outils de diagnostic précoce des anomalies motrices et assurer le suivi thérapeutique des enfants. La prise en charge précoce s'est instaurée à l'adresse des enfants et des familles. Le suivi des enfants et des familles s'est systématisé pour assurer les soins au-delà de la durée d'hospitalisation, marquant en cela que les effets de la prématurité dépassent de loin la période néonatale en retentissant sur toutes les composantes du développement neuropsychique et comportemental à long terme. Cette démarche a encore élargi le réseau de professionnels en intégrant les orthophonistes, les psychomotriciens, les ergothérapeutes, les orthoptistes, les éducateurs, les neuropsychologues, les médecins de rééducation fonctionnelle, les nutritionnistes et les pédopsychiatres. Le réseau de soins s'étend aux services de la petite enfance, aux écoles et aux établissements d'éducation spécialisée, notamment les Camsp [4].

A ce jour, et contrairement aux attentes des actions de prévention, le nombre de naissances prématurées n'a pas diminué. La prématurité modérée

4. CAMSP : Centre d'Action Médico Sociale Précoce ; Réseaux de périnatalité.

augmente même régulièrement dans les pays favorisés. Cela tient d'une part à l'amélioration de la surveillance des grossesses et à l'évolution de la réanimation néonatale et de la médecine fœtale qui ont rendu possible la survie des enfants à des termes de plus en plus précoces. D'autre part, les progrès de la « procréation médicalement assistée » et l'augmentation de l'âge des mères au moment de leur maternité ont augmenté le nombre de naissances multiples, facteur de naissance avant terme. Le taux actuel, de 6.3 % en France en 2003, recouvre ainsi des naissances prématurées spontanées, mais aussi des prématurités induites, qui tendent à augmenter sensiblement la grande prématurité : naissances avant 33 semaines d'aménorrhée [5], voire la très grande prématurité des enfants nés avant 28 semaines avec un poids de naissance inférieur à 1 000 g. Ces grands prématurés encourent des risques importants pour leur survie, le développement de leurs fonctions neurocérébrales, leur développement cognitif et du lien affectif aux parents, plus généralement des relations sociales aux autres.

LA NÉCESSAIRE RÉFLEXION ÉTHIQUE

Les naissances à des termes très précoces, et à des poids extrêmement faibles, précipitent les professionnels de la santé dans des situations inédites d'ajustement des soins envers les enfants et leurs familles. Elles les confrontent au quotidien aux dimensions éthiques des pratiques techniquement avancées qui questionnent les définitions du soin et de la santé. Cela a conduit des groupes de médecins, juristes, philosophes, psychologues, à mener des réflexions sur les aspects éthiques soulevés par les soins en périnatologie. Siméoni (2009) donne une synthèse actualisée des recommandations déjà énoncées par la Commission d'éthique de la Fédération Nationale des Pédiatres Néonatalogistes en 2001. Les recommandations nouvelles intègrent les évolutions médicales et juridiques marquées par : la loi Kouchner de 2002 relative aux droits des malades et à la qualité des systèmes de soins ; la loi Léonetti de 2005 sur la fin de vie qui établit « l'obligation d'éviter une obstination déraisonnable et pose les soins palliatifs en recours dans ces situations (chez l'adulte et l'enfant), en opposition à l'euthanasie, interdite ». Ces recommandations s'appuient sur les connaissances issues des études longitudinales récentes, en particulier celles consacrées au devenir des très grands prématurés comme l'enquête britannique EPICURE (2005), ainsi que sur l'état des opinions et des pratiques rassemblées par le groupe européen d'action concertée EURONIC à propos des situations de fin de vie (Cuttini, Nadai *et al.*, 2000).

Ainsi posée, la prématurité est un miroir des préoccupations des sociétés modernes envers l'enfance, l'éducation, la maladie, le handicap. Les réponses apportées écrivent l'équation de ce qui est politiquement correct, sociologiquement admissible et psychologiquement acceptable à une période définie et pour une société donnée.

5. La naissance à terme compte 37 à 42 semaines d'aménorrhée.

CONSÉQUENCES DE LA PRÉMATURITÉ SUR LA QUALITÉ DE VIE DE L'ENFANT

Dans son acception complète, la qualité de vie correspond à « la perception individuelle de sa position dans la vie en fonction de sa culture, de ses valeurs, de ses buts, de ses attentes et de ses préoccupations. Il s'agit d'un large champ conceptuel, englobant de manière complexe la santé physique de la personne, son état psychologique, son niveau d'indépendance, ses relations sociales, ses croyances personnelles et sa relation avec les spécificités de son environnement » (OMS, 1994). Elle s'estime dans quatre domaines et intègre l'évaluation par la personne en propre (Bruchon-Schweitzer, 2002) :

- le domaine psychologique qui comprend les émotions et plus particulièrement la présence d'affects positifs et/ou l'absence d'affects négatifs
- le domaine physique qui concerne la santé physique et les capacités fonctionnelles
- les relations et les activités sociales, qui regroupent les aspects quantitatifs et qualitatifs du réseau de relations sociales qu'entretient la personne, dont le soutien social perçu en termes de disponibilité et de satisfaction
- le bien-être matériel, auquel viennent s'ajouter les valeurs morales et/ou spirituelles.

Selon les questionnaires proposés, les compétences neuropsychologiques, cognitives, langagières et motrices sont classées dans le domaine psychologique ou parmi les capacités fonctionnelles qui entrent dans le domaine physique.

La qualité de vie du jeune enfant est depuis quelques années un thème de recherche à part entière, autant pour assurer la sensibilité et la fidélité des hétéroévaluations données par les adultes familiers de l'enfant, que pour innover des méthodes d'autoévaluation dès l'âge préscolaire. A cette fin, Manificat *et al.* (1997) ont construit un questionnaire, surtout utilisé auprès des enfants souffrant de maladie chronique ou grave, et qui peut être auto-renseigné à partir de 4 ans.

En ce qui concerne la prématurité, la qualité de vie du nourrisson peut être appréciée par l'observation de ses « approches » et de ses « évitements » au fil des soins, ainsi que par la qualité des états d'éveil et de sommeil. Dans une étude de comparaison des scores d'organisation des comportements à l'échelle APIB, adaptée du NBAS de Brazelton, les grands et les très grands prématurés examinés à âge corrigé[6] de 2 semaines, montrent des conduites plus désorganisées que les enfants à terme sur toutes les échelles examinées, dont la régulation émotionnelle et la stabilité des états d'éveil (Als, 1995). Les services de médecine néonatale s'efforcent aujourd'hui de pallier cette moindre qualité de vie des nourrissons prématurés par des « soins de développement » aussi ajustés que possible à l'enfant considéré dans sa singularité (Martel & Milette, 2006). Certains réfèrent

6. L'âge corrigé est calculé à partir de la date prévue de naissance à terme. Il ne tient pas compte du temps de prématurité afin de faire des comparaisons de niveaux de développement moins désavantageuses pour les enfants nés prématurés.

leurs pratiques au programme NIDCAP [7] dont Sizun (1999) restitue les indications et les effets escomptés. Les grilles d'évaluation de la douleur du nourrisson donnent aussi des indications utiles pour aménager les soins. D'autres relevés physiologiques peuvent être interprétés en termes d'état émotionnel du nourrisson, estimant une partie de sa qualité de vie. Ainsi, la variation de la température cutanée du visage donne lieu à des recherches, encore au stade expérimental, pour juger les effets émotionnels positifs de soins comme le portage, les caresses, l'apport d'odeurs dans la couveuse (Mizukami *et al.*, 1990 ; Rezrazi *et al.*, 2003 ; Nakanishi & Imai-Matsumura, 2008).

Chez l'enfant d'âge scolaire né prématuré, l'autoévaluation de l'estime de soi et de la conscience des dimensions positives vs négatives des situations sociales et de santé n'est à notre connaissance pas encore documentée. Rautava et Häkkinen (2009) recourent à l'hétéroévaluation par les parents pour examiner deux dimensions de qualité de vie, la santé et les activités sociales, des enfants de 5 ans nés grands et très grands prématurés en Finlande. Pour les deux dimensions considérées, leurs scores sont plus bas que ceux attribués aux enfants nés à terme du même âge, avec des variations en fonction des hôpitaux, en particulier pour les très grands prématurés. L'évaluation des facilités de l'enfant pour jouer avec les autres, s'inscrire dans un groupe d'enfants de son âge, suivre des activités hors de la famille et de l'école donne aussi des indications de la qualité de vie. L'enquête française EPIPAGE indique sur ce point que les relations avec les pairs et le comportement social sont en défaveur des enfants grands prématurés en comparaison des enfants nés à terme (Larroque *et al.*, 2008).

Chez l'adulte de 19 ans né avant 35 semaines de gestation, Tideman *et al.* (2001) ne notent pas de différence d'autoévaluation d'estime de soi en comparant leurs réponses à celles d'adultes nés à terme du même âge. Des études en hétéroévaluation considèrent néanmoins que la prématurité a des effets durables jusqu'à l'âge adulte avec une plus grande fréquence de pathologies, dont les troubles anxieux et dépressifs, et des réactions plus intenses aux situations de stress psychosocial.

A défaut de donner des conclusions univoques, ces études sont à poursuivre pour identifier plus précisément les différences de qualité de vie et cerner les périodes sensibles où les trajectoires d'évolution des capacités interpersonnelles et de régulation de soi divergent de celles des enfants à terme au cours du développement de l'enfant prématuré.

Ainsi décrite, il est manifeste que la qualité de vie des enfants nés prématurés et de leur famille ne se réduit pas à l'absence ou la présence de « séquelles ». Le recours exclusif à un modèle neurodéveloppemental lésionnel ne rend compte que partiellement du devenir de l'enfant né prématuré. Il s'avère nécessaire d'intégrer l'effet potentiel des processus psychologiques induits par les stress traumatiques vécus par les parents ainsi que les allures possiblement perturbées du développement sociopersonnel de l'enfant (Sibertin-Blanc *et al.*, 2001 ; Sibertin-Blanc *et al.*, 2002).

7. Newborn Individualized Developmental Care and Assessment Program (NIDCAP).

Effet de la prématurité sur la santé et la scolarité

Saigal et Doyle (2008) constatent une diminution de la mortalité néonatale des bébés nés prématurés dans les pays riches. Il est parallèlement noté moins de lésions cérébrales. Le bénéfice apporté par les programmes de neuroprotection cérébrale appliqués en cas de menace d'accouchement prématuré a réduit très significativement la fréquence et la gravité des lésions cérébrales (Marret *et al.*, 2008). Toutefois, ce constat positif ne s'étend pas aux troubles du développement qui sont notés en plus grande fréquence à 3 ans et 5 ans que chez les enfants nés à terme (Delobel-Ayoub *et al.,* 2006), y compris chez les enfants nés entre 33 et 36 semaines d'aménorrhée. Les données EPIPAGE, acquises auprès d'enfants nés en 1997 à moins de 33 semaines d'aménorrhée dans neuf régions françaises, et suivis jusqu'à 8 ans, indiquent 12 % de déficience intellectuelle évaluée au K ABC à 5 ans (définies par un PMC < 70), 33 % de difficultés cognitives (PMC < 85) (Larroque *et al.*, 2008). A 5 ans, un enfant suivi sur trois est pris en charge dans un centre spécialisé. Un sur deux reçoit des soins spécifiques entre 5 et 8 ans (Marret *et al.*, 2009). Ces études comptent un nombre grandissant de troubles des apprentissages liés à des troubles cognitifs spécifiques (dyslexie, dyspraxie, troubles de l'attention, troubles du langage, troubles exécutifs) et des troubles du comportement, évalués au SDQ (Goodman, 1997), susceptibles de retentir sur l'adaptation sociale et scolaire ultérieure (Moster *et al.*, 2008).

En ce qui concerne les très grands prématurés nés avant 28 semaines de gestation, l'étude EPICURE révèle des risques accrus de troubles développementaux, dont des troubles envahissants du développement à l'adolescence quand la naissance est associée à des hémorragies cérébrales intraventriculaires néonatales ou à un score faible d'APGAR à 1 minute. Indredavik *et al.* (2010) remarquent ainsi une fréquence plus élevée de troubles du spectre autistique, de troubles sévères de l'attention et de troubles internalisés. L'expression de ces troubles est influencée par le niveau socio-économique des familles. En effet, les enfants troublés des familles les moins favorisées manifestent surtout des troubles externalisés alors que ceux des familles mieux favorisées présentent plus de troubles internalisés. Une étude de Johnson *et al.* (2010) a porté sur les enfants très grands prématurés nés avant 26 semaines de gestation. 219 enfants ont été examinés à 30 mois, 6 ans et 11 ans. Leurs résultats aux examens psychologiques, neuropsychologiques et pédopsychiatriques sont comparés à une population de 153 enfants nés à terme et appariés sur des critères socio-familiaux. Les résultats indiquent que 8 % des enfants anciens très grands prématurés de 11 ans manifestent un syndrome autistique (aucun des enfants du groupe à terme de comparaison). Ils notent aussi qu'à 30 mois et 6 ans, ce sous-groupe d'enfants nés très grands prématurés a présenté des troubles cognitifs et comportementaux, notamment des conduites de retrait vis à vis des autres enfants. Ces données confirment l'extrême vulnérabilité des enfants très grands prématurés avec une trajectoire psychopathologique d'abord induite par des anomalies neurodéveloppementales puis revêtant une expression possiblement différenciée selon le niveau socio-familial et les styles éducatifs.

L'avancée des connaissances neurobiologiques a permis de réduire le taux de lésions cérébrales, de paralysies motrices et de troubles neurosensoriels, en fréquence comme en sévérité, en particulier pour les enfants nés après 28 semaines d'aménorrhée. En revanche les troubles du développement, remarqués dans les études de suivi, et déjà en partie décrits dans le syndrome de l'ancien prématuré (Bergès & Lézine, 1969), persistent. Ils sont aujourd'hui identifiés avec plus de précision, tendent à être diagnostiqués et pris en charge plus précocement. Il est reconnu que l'appartenance des familles à un milieu socio-culturel défavorisé accentue les difficultés des enfants (Gross *et al.*, 2003 ; Fily *et al.*, 2006).

Ces données confirment que la population des enfants nés prématurés est hétérogène. Elles justifient que les suivis longitudinaux, comme les études ponctuelles transversales, recrutent les groupes d'enfants selon des critères d'appariement aussi complets que possible, en particulier en catégorisant la population d'enfants prématurés selon le terme, le poids de naissance, le degré de pathologie initial ou à la sortie de l'hôpital, et le niveau socioculturel de la famille. En procédant ainsi, le devenir des enfants nés prématurés sans séquelles neurologiques est dessiné de manière relativement moins pessimiste que lorsque la comparaison porte globalement sur le seul critère de prématurité. Il est alors remarqué que les scores des enfants nés grands prématurés sans troubles néonatals avérés, sont plus bas que ceux des enfants à terme sur plusieurs domaines, mais qu'ils restent dans la zone de normalité autour de la moyenne ou du médian (Mellier *et al.*, 1999 ; Karagianni *et al.*, 2010 ; Evrard *et al.*, 2010). Cela invite à soutenir ces enfants dans leur développement, en particulier en vue de leur devenir scolaire, sitôt qu'ils montrent des efforts d'adaptation inhabituels relativement à leurs pairs d'âge.

Une autre démarche, adoptée dans les études récentes, est d'examiner les trajectoires de développement des enfants nés prématurés. Ainsi, Rose *et al.* (2008) s'intéressent au développement cognitif en suivant une population d'enfants nés grands prématurés jusqu'à 3 ans. A 7 et 12 mois, ils examinent l'attention (durée et taux de déplacement du regard entre des motifs visuels), la vitesse de traitement perceptif (habituation - discrimination de visages), la mémoire en reconnaissance et rappel (appariement de photos de visages), les capacités symboliques (imitation immédiate, puis différée à 15 minutes, activités de jeu), les capacités représentationnelles (génération d'image mentale en transfert intermodal du tactile vers le visuel). A 2 et 3 ans ils appliquent l'échelle de Bayley (1993) pour évaluer le niveau global de développement. Les résultats indiquent que les enfants nés prématurés obtiennent des scores plus bas que les enfants nés à terme aux épreuves d'attention, de mémoire, de vitesse de traitement à 12 mois, et à l'échelle de Bayley à 2 et 3 ans. L'analyse de la structure des scores cognitifs montre que le statut de naissance n'explique pas en lui-même le niveau de développement. C'est la conjonction d'une naissance prématurée et des scores bas en attention et vitesse de traitement à 12 mois qui retentit sur les capacités cognitives plus élaborées (mémoire, activité représentationnelle) et rend compte des niveaux de développement à 2 et 3 ans. De plus, l'analyse des profils de continuité des scores met en évidence que l'évolution entre 7 et 12 mois en attention et vitesse de traitement est plus prédictive que les seuls scores à 12 mois de l'effet en cascade sur les activités symboliques puis sur les niveaux de développement. Ce type de démarche identifie donc des différences locales du fonctionnement cognitif (attention et vitesse de traitement perceptif) en les datant au second semestre de la première année. Il cible des précurseurs développementaux au cours du deuxième semestre de la première année, et désigne les domaines fonctionnels à surveiller et à éduquer de manière concertée avec les services de la petite enfance et avec la famille. Une méthodologie identique appliquée au développement affectif indique que le quotient de développement global à 2 ans ne dépend pas strictement du fait de naître prématurément, mais qu'il est expliqué par une chaîne causale qui inclut la qualité des interactions mère-enfant, elle-même liée à la présence de signes de stress post-traumatique et au type de représentations maternelles explicitées à propos de l'enfant (Borghini, 2008).

Une autre approche cherche à intégrer les dimensions cognitives du développement de l'enfant et les dimensions émotionnelles qui sont le plus souvent évaluées et interprétées séparément. Evrard *et al.* (2010) ont ainsi examiné simultanément les scores cognitifs et la régulation émotionnelle observée au fil de la résolution de tâches proposées à des enfants nés grands prématurés à 12 et 24 mois. Ils ont proposé à 12 mois une tâche de combinaison moyens-buts, puis à 24 mois une épreuve de mémoire de localisations d'objets mobilisant l'inhibition et la mémoire de travail. Ils ont filmé les enfants et coté la régulation émotionnelle engagée au fil de la résolution de chaque situation. La comparaison avec les réponses des enfants nés à terme ne montre pas de différence notable dans les scores cognitifs en eux-mêmes. En revanche, à 12 comme à 24 mois, les enfants prématurés manifestent une régulation émotionnelle prioritairement centrée sur le problème avec moins d'attention sociale à l'examinateur ou au parent que le montrent les enfants à terme. Les auteurs interprètent ce constat par la moindre aisance des enfants prématurés à gérer plusieurs dimensions des situations à la fois, ce qui évoque des troubles exécutifs. La centration sur la dimension logique de la tâche, en évitant la gestion de la dimension socio-émotionnelle de la situation, constituerait une stratégie efficace pour traiter le problème posé et signifierait que l'enfant a conscience des conditions dans lesquelles il réussit.

Ces travaux, qui cherchent à saisir la complexité des trajectoires de développement des enfants, contribuent à déterminer la meilleure information susceptible d'être donnée aux parents et la meilleure prise en charge ultérieure possible des enfants. Il s'agit en particulier, comme le soulignent Marret *et al.* (2009), d'évaluer, de manière différentielle, les effets des prises en charge rééducatives et thérapeutiques selon les troubles. Sur le plan de l'éducation scolaire, plusieurs études exploitent les données de la psychologie cognitive du développement pour définir des pratiques pédagogiques adaptées aux enfants en difficulté d'apprentissage pour des motifs attentionnels, de défaut d'inhibition ou de flexibilité en maternelle (Cèbe *et al.*, 2009 ; Diamond, 2009). Ces propositions intègrent et facilitent, dès l'éducation préscolaire, les relations entre le contrôle cognitif (les fonctions exécutives d'inhibition et de mémoire de travail) et l'autorégulation (contrôle des émotions exubérantes, motivation intrinsèque). Le bien-fondé et l'efficacité de ces démarches pédagogiques sont validés (Diamond *et al.*, 2007). Il y a là un enjeu que l'école maternelle française se doit de relever pour faciliter le devenir scolaire des enfants nés prématurés.

Effet de la prématurité sur l'attachement

L'étude du développement social et affectif de l'enfant né prématurément fait prioritairement appel à la théorie de l'attachement pour « saisir la subtilité des états mentaux qui permet à l'individu d'utiliser ses figures d'attachement pour prendre son indépendance, s'aider du connu pour s'ouvrir à l'inconnu, et envisager l'avenir » (Pierrehumbert, 2003). La qualité de l'attachement de l'enfant à l'adulte n'est pas une dimension de la personnalité de l'enfant mais une caractéristique des relations aux autres, qui constitue un « modèle interne opérant » stable au long de la vie. Parmi ces modèles internes, la forme « sécurisée » donne le plus de ressources à l'enfant de manière durable. Elle se manifeste par la capacité de l'enfant à supporter la séparation[8] de la figure d'attachement : il proteste au départ du parent et l'accueille chaleureusement à son retour, témoignant qu'il retrouve la base sécurisante. Deux formes « non sécurisées » différencient les « relations distantes » où l'enfant montre une relative indépendance affective à la séparation, et les « relations ambivalentes » où l'enfant semble incertain des réactions du parent, au point d'éviter ou de refuser le contact après la séparation. Dans la forme « non sécurisée désorganisée », l'enfant semble effrayé de retrouver le parent. Thompson (1999) synthétise les domaines les plus importants du développement de l'enfant qui sont liés à la forme d'attachement évaluée au début de la seconde année. Il cite les relations aux pairs d'âge, avec les frères, amis, adultes non familiers, mais aussi les compétences préscolaires et scolaires, les capacités d'exploration, le jeu, l'intelligence et le langage, la résilience, la tolérance à la frustration, la compréhension sociale.

Les conclusions des études sur l'attachement des enfants nés prématurés sont discordantes. La plupart d'entre elles considèrent que la qualité de l'attachement de l'enfant n'est pas sensiblement altérée, du fait de l'effort de compensation spontanément opéré par les parents pour pallier le manque d'engagement de leurs enfants dans l'interaction (Borghini *et al.*, 2006). On reconnaît ainsi l'importance de la capacité parentale à lire les besoins de l'enfant et à y répondre d'une manière cohérente.

D'autres études, rares, concluent que l'enfant né prématuré montre moins fréquemment un attachement « sécurisé » et surtout beaucoup plus souvent une forme « désorganisée » que chez les enfants nés à terme (Gutbrod *et al.*, 2003). Cela appelle deux remarques. Il est d'abord nécessaire de conduire des études de réplication qui veillent aux critères d'inclusion de la population d'enfants examinés (statut biomédical, mode de garde, caractéristiques familiales) et au mode d'évaluation utilisé. En second lieu, cela signifie que la formation de l'attachement de l'enfant est vulnérabilisée en cas de naissance prématurée. On retient que la capacité du parent à surmonter les expériences anxieuses initiales est à soutenir au cours du séjour hospitalier. Les « soins de développement » pratiqués maintenant dans la plupart de services de néonatalogie ont pour objet de développer les capacités parentales en les faisant participer aux soins et à l'observation du comportement, des compétences et des rythmes de

8. Les séparations ici évoquées sont celles communément vécues par les enfants gardés hors du domicile familial.

leur enfant. Cela fonde les conduites de compensation qui sont dès lors consciemment initiées par les familles.

Effets des traitements et de leurs impacts sur la famille ou des équipes

L'évaluation des effets des traitements sur la vie psychique de l'enfant et de sa famille est un des objectifs de la psychologie pédiatrique. Elle prend plusieurs formes complémentaires. Il s'agit de connaître les représentations des patients et de leur famille, sans jugement normatif, pour estimer comment les traitements s'inscrivent dans leur dynamique et font possiblement émerger des résistances. Elle peut aussi définir les efforts d'adaptation émotionnelle tels qu'ils sont théorisés par Lazarus et Folkman (1984) sous le terme de « faire face »[9]. Enfin, une troisième démarche évalue les effets des soins au plan individuel et au plan social.

Les connaissances et croyances des adultes sont aussi, pour certaines d'entre elles, étudiées chez l'enfant pour en définir les contenus puis les étapes et trajectoires de développement. Ces connaissances, dites conceptions « naïves » ou « alternatives », par différence avec celles des experts, sont stables et résistantes à l'instruction. Elles orientent la manière dont la personne perçoit, interprète le monde, et comment elle apprend des connaissances nouvelles produisant les changements conceptuels. Elles sont générées par l'expérience de l'enfant, y compris par ce qui est transmis par la culture (Megalakaki & Labrell, 2009).

En ce qui concerne la prématurité, Massett *et al.* (2003) ont réalisé une enquête téléphonique auprès de presque 2000 hommes et femmes de plus de 18 ans. Les questions ont été définies après analyse du discours d'une vingtaine de « focus groups » centrés sur le thème de la prématurité. Ils ont noté que moins de 1 % des adultes interrogés ont cité la prématurité quand on leur a demandé qu'elles étaient, selon eux, les principales causes d'hospitalisation des femmes enceintes et des nouveau-nés. Près de 80 % définissent l'enfant prématuré comme « né trop tôt » et son immaturité est évoquée par 24 % des femmes et 18 % des hommes. Environ 10 % des enquêtés ne savent pas répondre. Au total, l'étude indique que les femmes ont une représentation correcte de la prématurité au plan individuel, mais la sous-estiment comme phénomène social. Les hommes sont moins informés, sans que la différence soit très importante. Alors qu'environ 50 % des naissances prématurées ont une cause identifiée, les personnes interrogées ont très majoritairement considéré qu'elles sont dues à des conduites maternelles à risques durant la grossesse. Les auteurs interprètent cela comme un effet des campagnes de prévention ciblées sur les femmes enceintes, en particulier sur leur consommation de tabac ou d'alcool. L'étude, conduite aux USA, n'a pas noté de différences ethniques. Des données européennes sur les éventuelles différences nationales et régionales seraient utiles pour mieux connaître les représentations spontanées des futurs parents et les éléments de résistance et d'incompréhension dans la rencontre avec la culture hospitalière.

9. « coping » en langue anglaise.

Une démarche plus qualitative et personnalisée consiste à conduire des entretiens sur l'expérience vécue par les mères et les pères pendant le séjour hospitalier du bébé ou à distance après le retour à domicile.

Garel et Blondel (2003), Garel, Bahuaud, et Blondel (2004), Garel, Dardennes, et Blondel (2007), rapportent que, 2 mois après la sortie du bébé de l'hôpital, les mères évoquent leur anxiété et leurs affects dépressifs tandis que les pères expriment une fatigue importante. Les unes et les autres sont préoccupés de la santé de l'enfant et mentionnent des tensions au sein des couples. La durée d'hospitalisation du bébé et son degré de prématurité [10] ne sont pas discriminants. En revanche l'état actuel de sa santé et les réhospitalisations accentuent les difficultés. Enfin, le fait que la mère ne dispose pas ou peu de soutien social, qu'elle soit isolée, migrante, est un facteur aggravant. La même démarche d'entretien 1 an après la sortie confirme les affects dépressifs, l'anxiété et la fatigue. La plupart des mères décrivent leur bébé comme fatiguant et difficile. L'étude conclut que les symptômes maternels s'accentuent entre 2 mois et 1 an, ce qui indique la priorité à accorder au soutien des familles au-delà du temps d'hospitalisation.

Une méta-analyse d'études qualitatives (Aagaard & Hall, 2008), rend compte des mouvements psychiques scandant l'évolution maternelle et constituant des repères dans l'accompagnement des familles par les soignants (Bondas & Hall, 2007). Elle a consisté à catégoriser les thèmes développés par les mères lors des entretiens issus de 14 études réalisées en Europe, USA et Australie depuis 2000. L'étude extrait cinq thèmes « métaphoriques » de l'évolution de la parentalité :

1) tout se passe comme si la mère visitait un bébé anonyme jusqu'à parvenir à l'identifier comme sien. Elle s'autorise alors à initier des conduites envers le bébé sans se penser obligée de demander l'accord d'un soignant,
2) l'effort continu pour devenir une mère normale malgré : la technologie qui entoure le bébé ; l'irréel social qui la prive des gratifications sociales habituelles autour des naissances ; le désarroi lié au manque de préparation à la naissance prématurée à la fois sur le plan matériel et sur le plan psychologique ; la séparation concrétisée par la couveuse et l'éloignement quand elle rentre à domicile avec le sentiment d'abandonner son bébé,
3) l'ambiance du service de soins qui passe au premier plan de son attention, puis à l'arrière-plan dans les discours et les sentiments. La mère, d'abord envahie par la multiplicité des appareils qui entourent le bébé, le langage expert des équipes, la dextérité des soignantes, devient progressivement capable de mettre à distance ces turbulences qui se transforment en bruit de fond masqué par l'intérêt focalisé sur le bébé en lui-même,
4) le passage du suivi passif et studieux des conseils jusqu'à assurer soi-même les soins au bébé. Ce mouvement traduit comment la mère prend progressivement son rôle dans la puériculture au quotidien,

10. Les recherches portent sur la population EPIPAGE de deux centres d'inclusion, donc des parents d'enfants nés avant 33 semaines de gestation.

5) le partage possible des savoirs sur le bébé : les nurses sont vécues positivement comme facilitatrices pour toucher, caresser, tenir, porter, nourrir, baigner, vêtir le bébé. Quelques soignants sont cependant vécus négativement car perturbant les soins par manque de respect des rituels mis en place, ou par méconnaissance des besoins du bébé. Les conversations entre nurses et mère autorisent graduellement le partage des savoirs sur le bébé et ses besoins. Ce partage rend la mère plus sûre d'elle en termes de compétence maternelle.

Ces évolutions des mouvements psychiques définissent une séquence développementale du devenir mère de bébé prématuré malgré les différences liées à chacun des pays inclus dans l'étude. Elles spécifient le temps psychologique à respecter et les passages à faciliter pour aider les mères à adopter leur bébé et leur fonction maternelle. Ces données peuvent être discutées par les soignants, en formation ou plus experts, en les comparant à leur propre expérience avec les mères. Elles suggèrent aussi que les soignants apprennent à partager dans des dialogues qui garantissent à la mère ses prérogatives. La prise en considération de ces dimensions psychologiques demande ainsi des changements conceptuels et d'attitudes de la part des soignants. Cela a conduit des écoles de médecine à intégrer une formation spécifique au dialogue avec les mères pour les internes en pédiatrie (Haddad *et al.*, 1997). Une initiative originale, qui reprend des pratiques mises en place auprès d'adolescentes et jeunes adultes dans le cadre de soins aux addictions, a conduit Bath, Cunningham et McIntosh (2000) à proposer à des étudiants en médecine en dernière année de formation de s'occuper d'une poupée qui simule un bébé de 6 semaines pendant 24 heures. La poupée réagit à la manière d'un bébé en bonne santé ou bien d'un bébé souffrant d'un syndrome de manque (syndrome d'alcoolisme fœtal par exemple). Les réponses de 70 étudiants britanniques à un questionnaire avant et après cette expérience indiquent que tous ont ressenti que leur mode de vie serait clairement affecté par le fait de s'occuper d'un jeune nourrisson. 45 % d'entre eux pensent que cet essai n'est pas aussi valide que ce qui se passerait avec leur propre enfant [11]. 96 % déclarent que leur compréhension et leur approche des parents d'enfants malades est améliorée par cette expérience (35 % se déclarent plus empathiques et 15 % beaucoup plus empathiques envers les parents).

Ces recherches s'inscrivent dans les perspectives développées depuis une dizaine d'années pour comprendre la prématurité comme événement traumatique risquant d'évoluer vers des « syndromes de stress post-traumatique » des mères. Guralnick (1998) propose ainsi de comprendre la prématurité de l'enfant comme une situation de « double stress ». L'enfant est à la fois exposé au stress généré par les soins et à celui induit par l'anxiété des adultes qui l'entourent. Cela engage aujourd'hui à interpréter les originalités développementales des enfants nés prématurés par les effets directs d'immaturité neurodéveloppementale et les effets indirects liés au complexe stress-anxiété-dépression médiatisé dans les pratiques des adultes. C'est aussi à la lumière de cette hypothèse que les pratiques mises en œuvre à l'adresse des bébés et

11. Un seul étudiant est père d'un enfant.

des mères sont estimées dans leur capacité à réduire les conditions de stress tout au long de la petite enfance.

L'interprétation de l'environnement de soins comme sur-stimulant, sous-stimulant ou dystimulant (Mellier, 2004 pour synthèse) a justifié des pratiques de protection, de sollicitation et d'optimisation de la cohérence des stimulations délivrées aux bébés dans les services de soins. Les sollicitations lumineuses et sonores sont restreintes au profit de stimulations globales tactiles (massages, portage kangourou) ou olfactives. Marlier, Gaugler et Messer (2005) montrent à ce propos que l'odorisation de la couveuse à la vanille diminue la fréquence des apnées.

Feldman (2002) remarque que, de manière étonnante, des interventions fondées sur des hypothèses théoriques opposées (innéistes versus environnementalistes ou constructivistes), et qui considèrent d'autres programmes comme contre-indiqués ou potentiellement dangereux, montrent des résultats favorables comparables sur des mesures identiques. Une compréhension de cette contradiction suppose de se dégager d'une lecture a priori du milieu de vie immédiat du bébé pour, en revanche, estimer ce milieu relativement à ce qu'il désorganise le plus dans l'activité psychobiologique actuelle du bébé. Par exemple, au lieu d'attribuer d'emblée des vertus thérapeutiques au couchage du bébé sur une peau de mouton, on fait l'hypothèse que le tactile global procuré par ce matériau devrait contenir l'état sensori tonique du bébé et faciliter des mouvements calmes, amples et fluides. De ce point de vue, on remarque que les interventions améliorent la qualité des états de vigilance des bébés avec un allongement des périodes de sommeil calme et une meilleure organisation des périodes d'éveil actif. On remarque que la composante rythmique et répétitive présente dans divers dispositifs comme ceux de massages (Field *et al.*, 2006), de « l'ours qui respire » en synchronie avec le bébé (Thoman et Ingersoll, 1991), de portage kangourou (Charpack, 2005) et de soins de développement (Martel & Milette, 2006), sollicite l'intérêt du nourrisson pour l'environnement en lui proposant des régulations externes utiles pour l'organisation de la régulation aux stimuli internes et externes. La théorie synactive d'Als (1982) apporte un modèle théorique capable d'intégrer ces données. Le programme NIDCAP qui en découle en est une opérationnalisation qu'on retrouve dans plusieurs autres démarches initiées pour réduire le stress et faciliter le développement précoce du bébé. Ainsi, au lieu de comparer l'environnement de la couveuse aux qualités du milieu utérin ou du milieu familial où le bébé séjournerait s'il naissait à terme, l'enjeu est de savoir en quoi l'organisation temporelle et spatiale des événements est cohérente avec les conditions de régulation et d'évolution du bébé. Schaal et Goubet (ce volume) examinent les « attentes » du bébé conçu comme un système psychobiologique intégré. Parmi les situations favorables à la vigilance et au sommeil, le portage kangourou s'est avéré améliorer l'attention et l'autorégulation dans les examens à 18 mois. De plus, ces soins kangourous jouent aussi favorablement sur l'état psychologique des mères qui se montrent moins anxieuses, allaitent plus facilement, et ressentent plus tôt le sentiment de compétence.

En conclusion, les naissances de plus en plus précoces obligent à protéger la quiétude de l'enfant. Cela se réalise en intervenant le moins possible mais en aménageant les rythmes et les qualités de son environnement physique et humain pour qu'ils répondent au mieux au besoin de cohérence recherché par le nourrisson en développement. Au-delà de l'attention portée à l'intensité et à la fréquence des sollicitations, c'est aussi la signification psychologique dans ses composantes sensorimotrices qu'il s'agit de saisir. Bullinger (2004) condense cette exigence en proposant aux soignants de délivrer les soins aux bébés comme on raconte une histoire à un jeune enfant. La dynamique de la narration met en scène les contenus en fonction de l'émotion actuelle de l'enfant.

RÉFÉRENCES

Aagaard, H. & Hall, E. (2008). Mother's experiences of having a preterm infant in the Neonatal Care Unit: a meta synthesis. *Journal of pediatric Nursing*, 23, 3: e26-36.

Als, H. (1996). Earliest intervention for preterm infants in the newborn intensive care unit. In M.J. Guralnick (Ed.), *The effectivness of early intervention* (pp 47-76). Baltimore: MD Brookes Publishing.

Als, H. (1982). Toward a synactive theory of development: promise for the assessment and support of infant individuality. *Infant Ment. Health J., 3*: 229-243.

Als, H. (1995). The preterm infant: a model for the study of fetal brain expectations. In J.P. Lecanuet, W.P. Fifer, N.A. Krasnegor, W.P. Smotherman (Eds), *Fetal development: a psychobiological perspective* (pp. 295-314). Hillsdale, NJ: Lawrence Erlbaum.

Bath, E., Cunningham, S. & McIntosh, N. (2000). Medical students' attitudes to caring for a young infant—can parenting a doll influence these beliefs? *Arch Dis Child, 83*: 521-523.

Bayley, N. (1993). *Bayley Scales of Infant Development* (2nd ed.). San Antonio, TX: The Psychological Corporation

Berges, J. & Lezine, I. (1969). Le syndrome de l'ancien prématuré: recherche sur sa signification. *Revue de neuropsychiatrie infantile, 11*: 719-778.

Bondas, T. & Hall, E. (2007). Challenges in approaching metasynthesis research. *Qualitative Health Research, 17*: 113-121.

Borghini, A. (2008). *The effects of prematurity on parenthood.* Doctoral Dissertation. Faculty of Psychology, University of Geneva.

Borghini, A., Pierrehumbert, B., Muller Nix, C., Forcada Guex, M. & Ansermet, F. (2006). Mother's attachment representations of their premature infant, 6 and 18 months after the birth. *Infant Mental Health Journal, 27*(5), 494-508.

Bruchon-Schweitzer, M. (2002). *Psychologie de la Santé. Modèles, concepts et méthodes.* Paris: Dunod.

Bullinger, A. (2004). *Le développement sensori-moteur de l'enfant et ses avatars: Un parcours de recherche.* Paris : Eres.

Cèbe, S., Pelgrims, G. & Martinet, C. (2009). Quelles pratiques d'enseignement pour les élèves en difficulté d'apprentissage? In G. Chapelle & M. Crahay (Eds.), *Réussir à apprendre* (pp. 47-57). Paris: PUF.

Charpak, N. (2005). *Bébés kangourous. Materner autrement.* Paris: Odile Jacob.

Cuttini, M., Nadai, M., Kaminski, M. *et al.* (2000). End-of-life decisions in neonatal intensive care: physicians' self-reported practices in seven European countries. EURONIC Study Group. *Lancet, 355*: 2112-2118.

Delobel-Ayoub, M., Kaminski, M., Marret, S. *et al.* (2006). Behavioural outcome at 3 years of age in very preterm infants: the EPIPAGE study. *Pediatrics, 117*: 1996-2005.

Diamond, A. (2009). Apprendre à apprendre. *Les Dossiers de la Recherche, 34*: 88-92.

Diamond, A., Barnett., W., Thomas, J. & Munro, S. (2007). Preschool Program Improves Cognitive Control. *Science, 318*(5855) : 1387-1388

Evrard, D., Charollais, A., Marret, S., Radi, S., Rezrazi, A. & Mellier, D. (2010). Cognitive and emotional regulation developmental issue in preterm infants 12 and 24 months after birth. *European Journal of Developmental psychology, 1740-5610*, First published on 10 June 2010.

Feldman, R. (2002). Les programmes d'intervention pour les enfants prématurés et leur impact sur le développement: et trop et pas assez. *Devenir, 3*, 23, 239-263.

Field, T., Diego, M. A., Hernandez-Reif, M., Deeds, O. & Figuereido, B. (2006). Moderate Versus Light Pressure Massage Therapy Leads to Greater Weight Gain in Preterm Infants. *Infant Behav. Dev., 29,* 574-578.

Fily, A., Pierrat, V., Delporte, V., Breart, G., Truffert, P. & EPIPAGE Nord-Pas-de-Calais Study Group. (2006). Factors associated with neurodevelopmental outcome at 2 years after very preterm birth: the population-based Nord-Pas-de-Calais EPIPAGE cohort. *Pediatrics, 117*(2) : 357-366.

Garel, M., Bahuaud, M. & Blondel, B. (2004). Conséquences pour la famille d'une naissance très prématurée deux mois après le retour à la maison. Résultats de l'enquête qualitative d'EPIPAGE. *Archives de Pédiatrie, 11*, 1299-1307.

Garel, M., Blondel, B. & le Groupe EPIPAGE. (2003). Vécu des parents lors du séjour d'un enfant grand prématuré en néonatologie. Résultats d'une étude qualitative dans l'enquête EPIPAGE. *Journées Parisiennes de Pédiatrie* (pp. 187-192). Paris : Flammarion.

Garel, M., Dardennes, M. & Blondel, B. (2007). Mothers' psychological distress 1 year after very preterm childbirth. Results of the epipage qualitative study. *Child: Care, Health and Development, 33*(2), 137-143.

Goodman, R. (1997). The strenght and difficulties questionnaire: a research note. *J. Child Psychol Psychiatry, 38*: 581-586.

Gross, D., Fogg, L., Webster-Stratton, C., Garvey, C., Julion, W. & Grady, J. (2003). Parent training with multi-ethnic families of toddlers in day care in low-income urban communities. *Journal of Consulting and Clinical Psychology, 71*: 261-278.

Guralnick, M.J. (1998). The effectiveness of early intervention for vulnerable children: A developmental perspective. *American Journal on Mental Retardation, 102*, 319-345.

Gutbrod, T., Wolke, D., Edme, K., & Goldner, L. (2003). *Attachment disorganisation and developmental delay in very preterm infants.* Abstract published in the Proceedings of the European Conference of Developmental Psychology, Milan, Italy, August 28-31.

Haddad, D., Robertson, K.J., Cockburn, F., Helms, P., McIntosh, N. & Olver, R.E. (1997). What is core? Guidelines for the core curriculum in paediatrics. *Med Educ, 31*: 354-358.

Indredavik, M., Vik, T., Evensen, V., Skranes, J., Taraldsen, G. & Brubakk, A. (2010). Perinatal risk and psychiatric outcome in adolescents born preterm with very low birth weight or term small for gestational age. *J dev Pediatr, 31*(4): 286-294.

Johnson, S. Hollis, C., Kochhar, P., Hennesy, E., Wolke, D. & Marlow, N. (2010). Autism spectrum disorders in extremely preterm children. *J pediatr, 156*: 525-531.

Karagianni, P., Kyriakidou, M., Mitsiakos, G., Chatzioanidis, H., Koumbaras, E., Evangeliou, A. & Nikolaides, N. (2010). Neurological outcome in preterm small for gestational age infants compared to appropriate for gestational age preterm at the age of 18 months: a prospective study. *Journal of Child Neurology, 25*(2), 165-170.

Larroque, B., Delobel, M., Arnaud, C. & Marchand, L. (2008). Outcome at 5 and 8 years of children born very preterm. *Arch Pediatr, 15*: 589-591.

Larroque, B., Ancel, P-Y., Marret, S. *et al.* (2008). Neurodevelopmental disabilities and special care of 5-years-old children born before 33 weeks of gestation (the EPIPAGE study): a longitudinal cohort study. *Lancet, 371*: 813-820.

Lazarus, R.S. & Folkman, S. (1984). *Stress, appraisal and coping.* New York : Springer.

Manificat, S., Dazord, A., Cochat, P. & Nicolas, J. (1997). Evaluation de la qualité de vie en pédiatrie: comment recueillir le point de vue de l'enfant. *Archives de Pédiatrie, 4,* 1238-1246.

Marlier, L., Gaugler, C. & Messer, J. (2005). Olfactory stimulation prevents apnea in premature newborns. *Pediatrics, 115*, 86-88.

Marret, S., Ancel, P-Y., Marchand, L., Charollais, A., Larroque, B., Thiriez, G., Alberges, C., Pierrat, V., Roze, J.C., Fresson, J., Bréart, G. & Kaminski, M. (2009). Prises en charge éducatives spécifiques de l'enfant grand prématuré à 5 et 8 ans: résultats de l'étude EPIPAGE. *Archives de Pédiatrie, 16*, S17-27.

Marret, S., Marpeau, L. & Bénichou, J. (2008) Benefit of Magnesium Sulfate Given Before Very Preterm Birth to Protect Infant Brain. *Pediatrics,* 121 : 225-226

Martel, M.J. & Milette, I. (2006). *Les soins du développement. Des soins sur mesure pour le nouveau-né malade ou prématuré.* Montréal: Editions du CHU Ste-Justine.

Massett, H. A., Greenup, M., Ryan, C. E., Staples, D. A., Green, N. S., & Maiback, E.W. (2003). Public perceptions about prematurity: A national survey. *American Journal of Preventive Medicine, 24,* 120-127.

Megalakaki, O. & Labrell, F. (2009). Les théories naïves. *Psychologie Française, 54.*

Mellier, D. (2004). Les bébés nés prématurément: quels risques pour le développement psychologique? In R. Lécuyer (Ed.), *Le développement du nourrisson* (pp. 309-346). Paris: Dunod.

Mellier, D., Fernandez-Berani, L., & Fessard, C. (1999). Devenir à 6 ans d'enfants grands prématurés. In D. Mellier (Ed.), *Les prématurés* (numéro thématique). *Enfance, 1*, 67-78.

Mizukami, K., Kobayashi, N., Ishii, T. & Iwata, H. (1990). First Selective Attachment Begins in early infancy: a study using telethermography, *Infant behavior and development, 13*, 257-271.

Moster, D., Lie, R.T. & Markestad, T. (2008). Long term medical and social consequences of preterm birth. *N Engl J Med, 359*: 262-273.

Nakanishi, R. & Imai-Matsumura, K. (2008). Facial skin temperature decreases in infants with joyful expression. *Infant Behav Dev, 31*(1) : 137-144.

Organisation Mondiale de la Santé (1994). *Working group. Definition of the Quality of life.*

Pierrehumbert, B. (2003). *Le premier lien: théorie de l'attachement.* Paris: Odile Jacob.

Rautava, L., Häkkinen, U., Korvenranta, E., Andersson, S., Gissler, M., Hallman, M., Korvenranta, H., Leipälä, J., Linna, M., Peltola, M., Tammela, O. & Lehtonen, L. (2009). Health-related quality of life in 5-year-old very low birth weight infants. *J Pediatr, 155*(3) : 338-343.

Rezrazi, A., Abdelghani, Marret, S. & Mellier, D. (2003). *Emotional regulation in preterm infants: telethermographic analysis.* XIth European Conference on Developmental Psychology, august 27-31, Milano, Italy.

Rose, S., Feldman, J., Jankowski, J. & Van Rossem, R. (2008). A cognitive cascade in infancy: pathway from prematurity to later mental development. *Intelligence, 36*: 367-378.

Saigal, S. & Doyle, L. (2008). An overview of mortality and sequelae of preterm birth from infancy to adulhood. *Lancet*, 371, 261-269.

Sibertin-Blanc, D., Hascoët, J.M. & Tchenio, D. (2001). Regards croisés ou divergents des professionnels sur les bébés nés « très grands prématurés ». *Neuropsychiatrie de l'Enfance et de l'Adolescence*, *49*, 449-460.

Sibertin-Blanc, D., Tchenio, D. & Vert, P. (2002). Naître « très grand prématuré » et après. *Psychiatrie de l'enfant*, *45*, 2, 437-482.

Siméoni (2009). Ethique et médecine périnatale: deux étapes de la réflexion professionnelle française, 2001-2008. *Archives de Pédiatrie*, *16*: S28-S37

Sizun, J. (1999). Human neonatal care initiative, NIDCAP and family centered neonatal intensive care. Neonatal individualized Developmental Care and Assessment Program. *Acta Paediatr*, *88*, 1172.

Thoman, E.B., Ingersol, E.W. & Acebo, C. (1991). Premature infants seek rythmic stimulation and experience facilitates neurobehavioral development. *Journal of Developmental and Behavioral Pediatrics*, *12*, 11-18.

Thompson, R.A. (1999). Early attachment and later development. In J. Cassidy & P. R. Shaver (Eds.), *Handbook of attachment: Theory, research, and clinical applications* (pp. 265-286). New York: Guilford Press.

Tideman, E., Leyb, D., Bjerre, I. & Forslund, M. (2001). Longitudinal follow-up of children born preterm: somatic and mental health, self-esteem and quality of life at age 19. *Early Human Development*, *61*, 97-110.

Wang, L.W., Wang, S. & Huang, C. (2008). Preterm infants of educated mothers have better outcome. *Acta pediatrica*, *97*, 568-573.

Collection Troubles du développement psychologique et des apprentissages
Le développement de l'enfant né prématuré
Daniel Mellier (Ed.)
Solal éditeur, Marseille - 2011.

B. SCHAAL [1]
N. GOUBET [2]
M. DELAUNAY-EL ALLAM [3]

CONCORDANCES ET DISCORDANCES ENTRE SENSORIALITÉ ET ÉCOLOGIE NÉONATALES : ATTENTES SENSORIELLES ET RÉPONSES ADAPTATIVES CHEZ L'ENFANT PRÉMATURÉ

Chez les très jeunes organismes, l'impact biologique et psychologique de l'environnement est, pour une grande part, médiatisé par une réceptivité sensorielle exacerbée sur fond de grande malléabilité du système nerveux. L'excitation sensorielle et l'exercice moteur contribuent à la construction fine du cerveau à travers de multiples processus anatomiques et fonctionnels (différenciation corticale, neurogenèse, stabilisation des synapses, sélection neuronale, organisation fonctionnelle des champs récepteurs et moteurs). Très tôt, l'expérience perçue et agie œuvre ainsi à la plasticité cérébrale et à l'ajustement de la perception et de la cognition aux demandes de l'environnement.

Les effets trophiques des stimulations sensorielles sur les fonctions nerveuses n'attendent pas la naissance pour exercer leur fin pouvoir de modelage. Les recherches menées par les psychologues et les biologistes depuis les années 1950 montrent, en effet, que le cerveau des fœtus et des nouveau-nés n'est pas le réceptacle inerte que l'on a longtemps cru. Nos connaissances

1. Equipe d'Ethologie Développementale et de Psychologie Cognitive, Centre des Sciences du Goût, CNRS, 15 rue Hugues Picardet, 21000 Dijon (schaal@cesg.cnrs.fr)
2. Department of Psychology, Gettysburg College, Gettysburg, PA, USA (ngoubet@gettysburg.edu)
3. Université de Caen, JE PALM (maryse.delaunay-elallam@unicaen.fr)

actuelles les plus élaborées sur les aptitudes perceptives fœtales reposent surtout sur deux modalités, l'audition et l'olfaction, ceci en bonne partie grâce à divers modèles animaux (Schaal *et al.*, 1999). A travers ces fonctions sensorielles, on a pu sonder les mécanismes perceptifs qui opèrent en fin de gestation et démontrer que le fœtus dispose alors de compétences de traitement suffisamment élaborées pour différencier les stimulations. Ces aptitudes discriminatives se doublent très tôt de capacités de mémoire permettant la comparaison entre sensations actuelles et expérience antérieure. Celles-ci inscrivent l'expérience du fœtus dans le temps, et délimitent des éléments perceptifs encodés comme étant familiers, appelés à être utiles dans l'environnement à venir qui est, pour une large part, imprévisible.

Dès les stades fœtaux du développement, les systèmes sensoriels sont progressivement couplés aux systèmes de récompense et aux systèmes d'actions, supports de réponses d'attraction envers certaines stimulations, dites alors "positives", et de réponses de défense envers d'autres stimulations dites "négatives". Ces réponses révèlent que les organismes, même très immatures, sont porteurs de critères d'évaluation de la valeur de récompense des stimulations actuelles par rapport à des références internes préexistantes. C'est en référence à ces critères internes établis que le nouveau-né organise ses traitements cognitifs et ses décisions comportementales. Ce sont ces références internes que nous dénommons ici "attentes sensorielles".

Le décalage entre ces attentes sensorielles et les stimulations apportées par le milieu détermine la direction et l'intensité des réponses affectives de l'enfant. Si ce décalage est nul ou faible, il tendra à engendrer un état affectif positif, lui-même suivi de réponses d'attraction et d'appétence. Plus il est important, plus il aura tendance à entraîner un état négatif engendrant des réponses d'inhibition, d'aversion, voire de détresse.

La présente réflexion se focalise sur les attentes sensorielles du nouveau-né. Elle vise à tenter de les définir, de les décrire et de les illustrer dans une démarche comparative pour proposer *in fine* quelques implications prometteuses, s'inscrivant en continuité avec la théorie synactive de H. Als (1982) qui a débouché sur une approche de soins de l'enfant né prématurément, qui consiste à ajuster les propriétés de l'environnement physique et social aux attentes sensorielles (approche dite "NIDCAP" pour Neonatal Individualized Developmental Care and Assessment Program; Als, 1992).

LA NOTION D'ATTENTE SENSORIELLE

La proposition avancée jusqu'ici, par nous-mêmes et par d'autres avant nous (cf., par exemple, Haith, 1980; Als, 1995), prédit que les nouveau-nés "attendent" certaines stimulations plus que d'autres, au sens où toutes n'ont pas le même pouvoir d'activation nerveuse, de captation de l'attention, ni la même capacité à engager les apprentissages ou à modeler des préférences, et *in fine* à déclencher les réponses orientées.

Un exemple emprunté au monde animal aide à penser ce phénomène d'attente se manifestant avant même toute exposition directe aux stimulations efficaces. Lorsque l'on place des poussins naïfs nouvellement éclos, avant toute possibilité d'engager une empreinte visuelle, face à un choix entre une boîte rouge et une poule empaillée, ils manifestent une préférence claire pour la poule (Johnson *et al.*, 1985). L'objet poule qui apparaît plus efficace qu'un objet arbitraire pour évoquer l'approche initiale d'un poussin inexpérimenté, a donc des qualités sensorielles qui d'emblée semblent déterminer ses réponses sélectives d'approche. Dans d'autres situations, cependant, de telles attentes néonatales sont manifestes après exposition aux stimulations. Par exemple, dès l'éclosion, les canetons se dirigent vers un haut-parleur diffusant les vocalisations d'une cane. Mais cette attraction apparemment inconditionnelle dépend en fait de l'exposition *in ovo* aux vocalisations de la cane (Gottlieb, 1981).

Ces décisions d'approche sélective du très jeune organisme révèlent ce que nous dénommons "attentes sensorielles". La notion *d'attente* évoque une disposition psychobiologique immédiate de réception et de traitement de certaines stimulations (ou catégories de stimulations), et l'expression à leur égard de réactions d'orientation positives. Ces boucles fonctionnelles entre stimulations et réponses sont activables dès la naissance (à terme ou prématurée). Elles sont une propriété émergente de l'interaction entre les gènes et l'environnement physique et social créé par la mère, et relèvent d'un continuum de processus biologiques et psychologiques, reposant soit sur l'expression de prédispositions non apprises pouvant être héritées de la lignée phylogénétique, soit sur des phénomènes de plasticité ou d'apprentissage mobilisés dans l'environnement anténatal, soit enfin sur des phénomènes de familiarisation ou d'apprentissage postnatals.

La satisfaction de ces attentes sensorielles entraîne des effets que l'on peut considérer comme "positifs" parce qu'ils vont dans le sens de l'adaptation physiologique et cognitive de l'organisme nouveau-né. Ces effets sont immédiatement objectivables en termes de capture de l'attention, de réduction de la durée et de l'intensité de l'agitation et des cris de détresse, de comportements actifs de recherche sensorielle et des apprentissages qui s'ensuivent, ou encore d'optimisation du fonctionnement du système nerveux autonome (réduction des rythmes cardiaque et respiratoire) et du fonctionnement métabolique, aboutissant à la croissance somatique et au développement sociocognitif normal. Dans certains cas, la satisfaction de telles attentes sensorielles peut faciliter l'apprentissage de stimulations arbitraires associées.

Chez le nouveau-né humain, la palette des stimulations immédiatement positives à la naissance commence à être connue. Ces stimulations ont été explorées dans le domaine de la somesthésie (toucher doux dit "social" ; toucher péri- et intra-oral ; Field *et al.*, 1986 ; Blass, 1990), de la kinesthésie (bercement à un rythme donné), de la gustation (goût sucré ; Blass et Camp, 2003), de l'olfaction (odeurs amniotique et lactée ; Schaal, 2005), de l'audition (bruits physiologiques ; voix maternelle ; DeCasper & Sigafoos, 1983 ; Hepper *et al.*, 1993) et de la vision (visage humain et maternel, regard yeux-dans-les-yeux ; Bushnell, 2001). Ces différentes stimulations, présentées séparément à l'enfant hors des bras de sa mère, entraînent généralement les effets comportementaux et physiologiques "positifs" mentionnés plus haut. Toutefois, lorsque ces stimulations sont combinées, leurs effets psychobiologiques sont encore plus prompts à se manifester et plus durables (comme nous le verrons plus loin).

L'alignement des attentes sensorielles du jeune organisme et des stimulations reçues dans l'environnement maternel est cadré par le régime relationnel mère-nouveau-né. Les différentes attentes néonatales font ainsi partie intégrante de l'histoire naturelle de l'espèce, au même titre que les adaptations morphologiques et physiologiques plus visibles. Globalement, les femelles de mammifères promeuvent la formation d'indices sensoriels prédictibles pour leur progéniture. De tels couplages entre l'environnement sensoriel et les réponses néonatales suivent une séquence relativement invariable chez une espèce donnée. Néanmoins, ils doivent se diversifier rapidement au cours du développement pour répondre au changement des besoins énergétiques et cognitifs du jeune. Ce point souligne que la notion d'*attente sensorielle* est relative et dynamique en fonction de la maturation et de l'expérience, mais sans exclure que des réponses à des stimulations spécifiques puissent être préservées à long terme.

Dans ce qui suit, nous explorerons la validité de la notion d'*attente sensorielle* en nous focalisant sur deux modalités sensorielles – la somesthésie et l'olfaction. Le choix de ces deux modalités se fonde sur le fait qu'elles se différencient précocement sur le plan neuro-anatomique et qu'elles entrent en fonction dès les étapes embryonnaires et fœtales du développement (Lecanuet & Schaal, 1996). Chez les vertébrés, le développement neurocomportemental suit une séquence temporelle relativement fixe où l'organisation de la somesthésie précède celle de la chimiosensorialité (gustation, olfaction), qui elles-mêmes précèdent l'audition et la vision (Gottlieb, 1971). Du fait de cet avènement précoce de la somesthésie et de l'olfaction à un statut fonctionnel compatible avec l'activité sensorielle, ces deux modalités ont plus d'antériorité fonctionnelle, malgré une maturité encore incomplète, dans la structuration perceptive du cerveau et des activités de l'enfant fœtal et néonatal. On peut donc aussi prédire qu'elles sont à l'origine de percepts, d'« images de recherche », liées à des affects positifs, qui fonctionneront par la suite comme des agents de renforcement. Ce sont ces associations entre les premières « représentations » tactiles ou olfactives et les états motivationnels associés qui pourront déterminer des attentes néonatales particulièrement prégnantes.

DES ATTENTES SOMESTHESIQUES

SOMESTHÉSIE (ET KINESTHÉSIE) FŒTALE ET NÉONATALE

Comme mentionné plus haut, les sensibilités cutanées, supportées par plusieurs types de structures mécano-, thermo- et nociceptives, sont les premières à apparaître au cours du développement. Les travaux de Hooker (1969) et Humphrey (1978) montrent clairement qu'à partir de 6-7 semaines de gestation, les connections des neurones tactiles aux structures centrales sont établies, rendant déjà possible la régulation du comportement fœtal. Par exemple, chez le fœtus *ex utero* l'effleurement ponctuel et peu intense avec un cheveu produit des réponses motrices de flexion ou d'extension quand il est appliqué à partir de 7,5 semaines d'aménorrhée sur les lèvres, de 10 semaines sur la paume, de 10,5 semaines sur la région génitale, puis de 10,5-11 semaines sur la plante du pied. L'intensité du stimulus nécessaire au déclenchement moteur augmente avec l'âge du fœtus, sans doute en raison de l'élévation des seuils perceptifs liée à l'épaississement progressif de l'épiderme. La progression de la sensation tactile repose sur le développement anatomique des différents types de terminaisons et donne lieu à la perception globale sur l'ensemble du corps, et analytique sur la région périorale et les extrémités. Quoi qu'il en soit de la dynamique relative de maturation des différents canaux tactiles, ils sont tous fonctionnels avant le terme gestationnel.

Le statut de la thermoception cutanée est mal connu *in utero*, mais tout porte à croire qu'elle est parfaitement fonctionnelle en fin de gestation. L'infusion intra-amniotique d'un petit jet d'eau froide (4 °C) au niveau du visage induit en effet une accélération cardiaque chez le fœtus à terme (Timor-Tritsch, 1978). Des données chez l'enfant prématuré confirment la réactivité thermique précoce. Riese (1998) rapporte que des nouveau-nés, prématurés et nés à terme, manifestent des réponses motrices et affectives de même intensité à l'application d'une pièce métallique froide sur la cuisse [4]. La réception au froid est donc établie avant le terme.

Les voies nerveuses médiatrices de la perception de la douleur sont développées au 3e trimestre de gestation (Anand *et al.*, 1987). Dès cette période, le fœtus manifeste de la sensibilité à la piqûre par des réponses de retrait (Birnholz, 1988). Parallèlement, il développe aussi la réponse hormonale caractéristique d'un stress (Giannakoulopoulos, 1994). Cette réponse a d'ailleurs le même profil que chez l'enfant plus âgé ou l'adulte mis dans des situations invasives équivalentes. Enfin, la comparaison des réponses manifestées par les nouveau-nés prématurés et les nouveau-nés à terme indique que les prématurés réagissent moins sur le plan comportemental à une même intensité de stimulation nociceptive (Gibbins *et al.*, 2008). Mais ces données sont aussi bien interprétables en termes de seuil plus élevé de nociception chez le prématuré, ou de familiarisation avec l'expérience douloureuse répétée, qu'en termes d'immaturité ou de moindre magnitude des réponses motrices.

LA FORMATION D'ATTENTES TACTILES : ACQUISITIONS PRÉNATALES ET RÉPONSES NÉONATALES

Dans le cocon utérin, on suppose que le fœtus est constamment exposé à des sensations tactiles par les contacts et frottements de son corps contre la paroi amniotique, ainsi que par ses actions sur son propre corps ou le cordon ombilical. On sait qu'il est aussi exposé à des sources variées et nombreuses de stimulations tactiles et kinesthésiques à l'occasion des déplacements maternels actifs (marche, changements posturaux) ou passifs (accélérations dans les véhicules ou les ascenseurs, rocking-chair), des contractions utérines, ou de ses mouvements propres (ou de ceux d'un éventuel jumeau).

Les observations échographiques du fœtus de fin de gestation révèlent une activité tactile dirigée vers les parois utérines, le cordon ombilical et lui-même. Nombre de réponses motrices considérées comme réflexes (d'orientation et de

4. Ce mode d'examen ne serait aujourd'hui plus admis par la plupart des comités d'éthique en charge de l'expérimentation humaine.

saisie buccale, de Babkin) sont ainsi rodées in utero par les autostimulations fœtales. On peut présumer que la surface corporelle du fœtus est exposée à un « feedback » tactile qui devient de plus en plus constant et généralisé vers la fin de la gestation, de sorte que les limites externes de l'enveloppe corporelle fœtale correspondent aux limites internes de l'enveloppe utérine. Cette situation de correspondance entre contenant utérin et contenu fœtal a ensuite toutes les chances de faire émerger chez le nouveau-né des attentes de contact cutané généralisé sur la surface corporelle, ou de contacts plus localisés entre ses mains et sa bouche, ou ses mains et l'environnement. Cet encodage des limites pourrait donner lieu aux premières représentations corporelles chez l'enfant fœtal et prématuré, à tout le moins quand il y a double sensation de toucher et être touché.

Par ailleurs, on peut anticiper un preferendum pour des températures voisines de celle reçue *in utero*, tant au niveau général, qu'aux niveaux oral et manuel. En faisant varier la température du lait dans le biberon, on a ainsi pu montrer que le nouveau-né tète plus vigoureusement quand le lait est à la température corporelle (Pratt *et al.*, 1930). On peut encore citer que l'agrippement manuel dépend de la température de l'objet : tous les bébés observés par Stirnimann (1936) referment la main sur un tube à 28 °C posé dans leur paume, alors que seulement 50 % d'entre eux le font quand le tube est à 23 °C. En résumé, les applications locales de stimulations froides ou chaudes indiquent que le nouveau-né répond de façon optimale pour des niveaux thermiques proches de la température corporelle.

A la naissance, les modes de contact, surtout le contact généralisé, sont interrompus de façon évidente, ou du moins sont-ils radicalement modifiés en quantité, qualité, et constance. Cette discontinuité entre les écologies tactiles fœtale et néonatale est alors soulignée par de fréquentes occasions d'être touché et de toucher procurées par l'environnement social et physique. Les contacts corps-à-corps prolongés, le portage, l'emmaillotement et l'enveloppement vestimentaire induisent alors les sensations généralisées de contact et de chaleur, alors que les interactions plus utilitaires comme les soins du corps (bain, change) introduisent des variations somesthésiques relativement rapides et intenses. Par ailleurs, le toucher social que supposent l'allaitement et les interactions d'attachement procurent des sensations tactiles générales, mais aussi plus localisées en lien avec les autres entrées sensorielles et les actions haptiques et orales de l'enfant.

Chez les nouveau-nés humains, tout comme chez ceux des autres espèces de mammifères (rat, souris), l'exposition à ces multiples contextes de tactilité influence positivement le développement neurocomportemental et psychosocial (Henry *et al.*, 2009 ; Meier & Stuart, 1959 ; Pauk *et al.*, 1986 ; Meaney *et al.*, 1991 ; Weiss *et al.*, 2000 ; Feldman & Eidelman, 2003). Ces effets positifs du toucher peuvent s'observer isolément des autres modalités en situation expérimentale (Schanberg & Field, 1987) mais *in vivo* ils sont plus globaux du fait de leur inévitable association avec les évènements kinesthésiques, vestibulaires, visuels, olfactifs et auditifs inhérents à toute interaction sociale. C'est le cas, par exemple, de la situation de contact peau-à-peau, au cours de laquelle l'enfant reste en contact direct et prolongé avec sa mère tout en étant pris dans des échanges multi-sensoriels (Charpak *et al.*, 1996).

PERTURBATION DES ATTENTES TACTILES PÉRINATALES

Alors que le nouveau-né à terme est, dès la naissance, la cible de stimulations somesthésiques riches et variées durant et entre les épisodes d'interaction sociale, l'enfant né prématuré reçoit des stimulations tactiles à la fois plus réduites en quantité et souvent distordues en qualité et en organisation temporelle. Cette altération de l'écologie tactile du prématuré est aussi manifeste en comparaison de ce que recevrait le fœtus de même âge in utero. L'isolement social imposé par l'incubateur exclut, en effet, la palette des sensations somesthésiques et kinesthésiques associées aux gestes les plus ordinaires, comme le contact peau-à-peau, la mise au sein, les caresses prolongées, le portage ou le bain. Ces gestes « maternants » sont remplacés par des actes de soins que l'on peut qualifier de techniques, généralement de nature désagréable ou douloureuse, et ce d'autant plus qu'ils sont généralement découplés des états d'éveil et de réceptivité de l'enfant. Aussi, l'enfant né prématurément est-il non seulement en situation de privation par rapport aux attentes somesthésiques potentiellement construites *in utero*, mais aussi en situation de surcharge en stimulations négatives (Als, 1995).

Les effets de l'isolement social précoce ont été évalués chez divers modèles animaux. Chez le singe, la privation précoce de la présence tactile de congénères, et en particulier l'absence de contact maternel, rend ainsi très difficile l'adaptation ultérieure à l'environnement (Harlow & Zimmermann, 1959 ; Suomi, 1997), et se traduit par des taux élevés d'hormones de stress et par des retards de développement cérébral (Suchecki *et al.*, 1993). L'expérience somesthésique précoce atypique perturbe en particulier le développement structural et fonctionnel du cortex somatosensoriel, bien qu'un retour plastique à la normale puisse être obtenu dans certains cas (Keller *et al.*, 1996 ; Huntley, 1997). *A contrario*, chez le rongeur, lorsque la ratte procure des contacts appropriés à ses nouveau-nés, en rapport avec les attentes typiques de l'espèce, on observe chez les jeunes devenus adultes des réponses plus adaptées face à des situations de nouveauté et de stress (Francis *et al.*, 1999).

Toutefois, en matière de stimulation somesthésique, la frontière entre le « pas assez » et le « trop » est vite franchie. Les nouveau-nés prématurés humains ont des difficultés à adapter leurs réponses aux stimuli internes et externes, et les stimulations tactiles peuvent ainsi être à l'origine d'effets négatifs de surcharge sensorielle (Gunnar *et al.*, 1987 ; Harrison *et al.*, 1990). Notant que le développement sensoriel suit une progression préétablie. Turkewitz et Kenny (1985) ont suggéré que cette progression a pour effet de fractionner l'énergie sensorielle qui atteint le cerveau émergent, limitant ainsi la compétition entre modalités, et, dans les conditions normales de développement, empêchant vraisemblablement la sur-stimulation cérébrale. Dans cette optique, la sous- ou la sur-stimulation précoce du canal tactile chez le nouveau-né prématuré pourrait avoir des effets à retardement sur le développement cognitif, émotionnel et social (Lickliter, 2000). Par exemple, Weiss, Wilson et Morrison (2004) observent que des enfants prématurés exposés à des stimulations tactiles fréquentes de leur mère ont à 1 an des habiletés motrices fines plus développées et une meilleure intégration visuo motrice par rapport à des enfants moins stimulés. Des résultats analogues ont été obtenus chez des enfants nés à terme (Streri *et al.*, 1993) et les effets de cette stimulation précoce deviennent plus nets pour des tâches d'apprentissage complexes (Escorihuela *et al.*, 1994). Il faut également noter que, si la rareté du toucher maternel est un facteur important dans les anomalies somesthésiques (4 % de la variance), le nombre d'évènements tactiles désagréables ou douloureux reçus pendant la période néonatale est la raison principale de ces retards (28 % de la variance) (Weiss & Wilson, 2006).

DES ATTENTES OLFACTIVES

LA CHIMIORÉCEPTION NASALE DU FŒTUS

La chimioréception nasale résulte de l'activation de plusieurs systèmes sensoriels principaux logés dans les fosses nasales : le système olfactif principal et le système trigéminal, constitué des terminaisons sensitives du nerf trijumeau qui affleurent dans la muqueuse respiratoire. On considère habituellement que les stimulations de très faible intensité sont détectées par le système olfactif, et que les stimulations intenses – à composante tactile (par exemple, la fraîcheur du menthol) ou douloureuse (par exemple, le piquant de l'ammoniac) – activent les récepteurs trigéminaux (Pour des revues détaillées sur le développement de la chimioréception, cf. Schaal *et al.*, 1995, 2004).

Des études effectuées chez divers modèles animaux ont clairement établi les capacités fœtales de détection d'odorants en solution (Schaal & Orgeur, 1992). Chez le fœtus humain, la démonstration directe de l'olfaction fœtale est difficile, mais l'observation de nouveau-nés prématurés indique une réactivité olfactive à partir de 6 mois d'âge gestationnel. Instable avant 7 mois, cette réactivité se stabilise au cours des deux derniers mois de gestation pour ne pas différer de celle de nouveau-nés à terme au cours du 9e mois. Ainsi, pour l'odorant « menthe », un stimulus activateur des récepteurs olfactifs aussi bien que trigéminaux, on note une progression de la fréquence des sujets répondants en fonction de l'âge gestationnel : 6 % à moins de 29 semaines, 73 % à 29-32 semaines et 100 % à 32-36 semaines (Sarnat, 1978). Dès 2 mois avant le terme de gestation, l'enfant né prématurément est ainsi en mesure de détecter des stimulations odorantes relativement intenses. Au cours de cette même période de fin de gestation, il réagit différemment à des qualités odorantes distinctes (Pihet *et al.*, 1997 ; Marlier *et al.*., 2001 ; Goubet *et al.*, 2002).

Tout laisse penser que l'olfaction est active *in utero* dans le cours normal des interactions entre le fœtus et sa bulle amniotique. Les comportements fœtaux de déglutition/régurgitation et d'inhalation/expiration contribuent à renouveler la fraction du fluide amniotique qui baigne les cavités orale et nasales, de telle sorte que les chimiorécepteurs sont exposés à la large palette de substances véhiculées par le liquide amniotique (Schaal *et al.*, 1995b). L'écologie des flaveurs amniotiques fluctue au gré des variations physiologiques de la gestation (la perméabilité placentaire augmente avec l'avancement de la gestation), auxquelles se surimposent des variations quotidiennes qui reflètent le rythme des prises alimentaires maternelles et des mictions fœtales. Chez la femme, le transfert materno-fœtal d'arômes a été montré pour des arômes variés (ail, cumin, fenugrec, curry, carotte, fromage, chocolat, alcool ou fumée de tabac ; Schaal, 2005). Ces odorants sont transférés plus ou moins rapidement selon leurs propriétés physico-chimiques. Par exemple, certains composés du cumin sont détectables dans l'urine fœtale 30 minutes après leur injection intraveineuse (chez la brebis ; Schaal, 2005). Mais d'autres composés comme la nicotine ou l'alcool ont des temps de passage transplacentaire de quelques minutes. L'enfant fœtal devrait ainsi être en mesure d'associer la survenue d'un flux chimiosensoriel avec d'autres stimulations induites par le comportement maternel.

LA FORMATION DES ATTENTES OLFACTIVES : ACQUISITIONS PRÉNATALES ET RÉPONSES NÉONATALES

Les arguments décisifs en faveur de l'aptitude du fœtus humain à acquérir des odeurs proviennent d'études sur les réponses du nouveau-né à des stimulations reçues in utero. A l'aide d'un test de choix olfactif, on a pu montrer que le nouveau-né de 3 jours s'oriente préférentiellement vers l'odeur de tout liquide amniotique humain que vers un témoin d'eau (Schaal *et al.*, 1995a). Lorsque l'enfant est confronté à un choix entre son liquide amniotique et un liquide amniotique non familier, il s'oriente plus longuement vers le premier (Schaal *et al.*, 1998). Cette discrimination révèle que le fœtus a traité et mémorisé les caractéristiques individuelles de son milieu prénatal, et qu'il est capable de les retenir pour les reconnaître après la naissance.

Sur quels odorants amniotiques repose cette différenciation ? On a examiné si un arôme, introduit in utero en fin de gestation par l'alimentation maternelle, est susceptible de modifier les réponses à cette odeur chez le nouveau-né. Par exemple, les réponses olfactives d'enfants de mères ayant, ou non, ingéré de l'anis pendant les deux dernières semaines de grossesse ont été mesurées au cours des 4 premiers jours postnatals (Schaal *et al.*, 2000). Les enfants nés de mères consommatrices d'anis manifestent une préférence pour cette odeur comparée à un témoin inodore, contrairement aux nouveau-nés jamais exposés à l'anis *in utero*. De même, on a montré la relation entre la fréquence de consommation d'alcool par la mère enceinte et l'augmentation de l'activité motrice chez des nouveau-nés de 1-2 jours réexposés à l'odeur d'alcool (Faas *et al.*, 2000). La transmission maternelle de traces olfactives et l'aptitude de l'enfant fœtal à les apprendre est l'un des mécanismes de construction des attentes olfactives. De telles attentes acquises in utero trouvent une illustration extrême dans le syndrome de dépendance que les pédiatres connaissent bien chez les nouveau-nés de mères consommatrices d'alcool, tabac ou autres drogues durant la gestation (Sweet, 1982).

L'odeur du lait humain paraît avoir pour le nouveau-né humain un statut sensoriel et hédonique particulier. Qu'il soit ou non de la mère de l'enfant, il déclenche des comportements d'attraction insistants, des actions appétitives (succion) soutenues (Marlier & Schaal, 2005), y compris chez l'enfant prématuré (Bingham *et al.*, 2003). De plus, il a des effets apaisants (Rattaz *et al.*, 2005). Ces réponses d'appétence pour le lait humain sont aussi observées chez des nouveau-nés qui n'y ont jamais été exposés (nourris au lait artificiel depuis la naissance ou nés prématurément). Les causes d'une telle appétence inconditionnelle pour l'odeur du lait de l'espèce restent à découvrir. Elles pourraient reposer sur l'attraction prédisposée pour un facteur odorant du lait commun à toutes les mères humaines (Doucet *et al.*, 2009), ce qui a été mis en évidence chez d'autres espèces animales (Schaal *et al.*, 2003), tout comme elles pourraient être liées à une ressemblance chimique entre le liquide amniotique et le lait (Schaal, 2005).

Cette continuité entre les propriétés chimiosensorielles du liquide amniotique et du lait a été montrée d'abord en se fondant sur les réponses néonatales d'appétence. Des nouveau-nés (âgés de quelques heures à 2 jours) confrontés aux odeurs de leur liquide amniotique et du colostrum maternel orientent leur nez autant vers l'une que vers l'autre (Marlier *et al.*, 1998a), suggérant que les deux sources odorantes auraient ainsi une valeur hédonique positive similaire ou partageraient des éléments chimiosensoriels communs. Une autre expérience révèle que des nouveau-nés nourris au lait artificiel sont autant attirés par l'odeur du lait humain à laquelle ils n'ont pourtant jamais été exposés *ex utero* que par celle de leur formule lactée familière, qui les a rassasiés depuis la naissance. L'odeur du lait humain est cependant plus efficace qu'une formule lactée non spécifique pour engendrer des réponses appétitives, et cet effet n'est pas effacé par l'exposition au lait artificiel (Marlier & Schaal, 2005). Autrement dit, dans le répertoire des attentes olfactives du nouveau-né, l'odeur du lait de l'espèce semble avoir une position privilégiée.

PERTURBATION DES ATTENTES OLFACTIVES PÉRINATALES

L'importance des attentes olfactives dans l'organisation des premières réponses adaptatives est soulignée par les effets de leur perturbation. L'impact d'une violation expérimentale de l'attente néonatale dérivée de l'exposition olfactive fœtale est à présent bien connu chez les nouveau-nés de mammifères non humains (Schaal, 2005). Mentionnons, par exemple, la perturbation des premières prises lactées de lapereaux mis en adoption auprès de femelles ayant un régime alimentaire différent de celui de leur mère (Coureaud *et al.*, 2002). Des lapereaux nés de mères alimentées au cumin durant la gestation et mis en adoption auprès de femelles recevant soit le même régime, soit un régime sans cumin manifestent des comportements contrastés. Leur performance de tétée est perturbée dans le cas où ils sont exposés à une discontinuité périnatale de l'odeur de cumin.

Nous disposons aussi d'un modèle humain d'interruption des attentes olfactives fœtales dans la pratique du nourrissage à l'aide de formules lactées d'origine non humaine. Les enfants nourris au sein et au biberon peuvent être considérés comme étant exposés respectivement à des aliments alignés ou non sur les attentes dérivées de la vie fœtale. Comme nous l'avons vu plus haut, les enfants nourris au sein sont également attirés par l'odeur de leur liquide amniotique et par celle du colostrum maternel avant le troisième jour. Mais à partir du quatrième jour, ils s'orientent alors majoritairement vers l'odeur du lait (Marlier *et al.*, 1998a). Dans un test comparable opposant l'odeur amniotique et celle de la formule lactée familière, les enfants nourris au biberon manifestent à l'âge de 2 jours une réponse d'orientation préférentielle vers l'odeur prénatale qui est maintenue à l'âge de 4 jours (Marlier *et al.*, 1998b). En somme, les enfants nourris au sein développent rapidement une préférence pour l'odeur postnatale (le lait humain), alors que ceux nourris avec des formules lactées continuent à préférer l'odeur prénatale. A l'heure actuelle, cette différence entre les deux groupes d'enfants reste inexpliquée. Il n'est pas à exclure qu'une transition progressive entre deux environnements porteurs d'éléments sensoriels communs pourrait engager des réponses mieux adaptées chez le jeune organisme qu'une transition brusque entre deux environnements trop radicalement dissemblables.

Les résultats ci-dessus révèlent des attentes olfactives dérivées de l'expérience pré- et périnatale. L'expérience directe de contextes variés pourra continuer ensuite à élargir la palette des attentes olfactives néonatales. La variabilité du contexte de ces acquisitions, aussi bien que celle des odorants qui y sont associés, atteste de la plasticité de la construction des attentes sensorielles. Par exemple l'association d'odorants avec la tétée au sein (Schleidt & Genzel, 1990 ; Mennella *et al.*, 2001 ; Delaunay-El Allam *et al.*, 2006 ; Goubet *et al.*, 2007) ou avec un épisode de massage (Sullivan *et al.*, 1991), pourront déterminer l'établissement d'une préférence ultérieure, stable pour des périodes de plusieurs mois ou années (Delaunay-El Allam *et al.*, 2010). Mais, ces acquisitions nouvelles n'effacent pas immédiatement les attentes préexistantes, suggérant l'existence d'une hiérarchie temporaire dans les attentes sensorielles. Ainsi, l'odeur du lait humain semble prévaloir sur une odeur artificielle acquise dans le contexte de tétée entre le 1er et le 3e jour (Delaunay-El Allam *et al.*, 2006).

ACCORDS ET DÉSACCORDS ENTRE LES ATTENTES SENSORIELLES DES ENFANTS PRÉMATURÉS ET LEUR ENVIRONNEMENT SUBSTITUTIF DE DÉVELOPPEMENT

De nombreuses pratiques de soins conduisent à exposer les enfants à des conditions qui sont plus ou moins éloignées des attentes sensorielles prédisposées ou acquises dans les périodes antérieures de développement. Quelques-unes des situations qui vont à l'encontre de telles attentes sensorielles sont considérées dans ce qui suit.

SÉPARATION SOCIALE ET ENVIRONNEMENTS SUBSTITUTIFS

La situation la plus évidente de discordance entre attentes psychobiologiques de l'organisme néonatal et nécessité médicale est celle des nouveau-nés prématurés placés en incubateur artificiel. Ceux-ci se développent pendant plusieurs semaines dans un environnement dont les propriétés sensorielles et bio-rythmiques contrastent de façon marquée avec celles de l'environnement utérin. Cette écologie de substitution leur procure un éclairage plus ou moins continu [5] selon les pratiques locales, des stimulations sonores et vibratoires

5. Les soins de développement en cours dans les unités de néonatologie, avec des variations locales, tendent toutefois à limiter l'entrée directe de l'éclairage naturel ou artificiel dans l'incubateur.

(climatisation de l'incubateur, alarmes), des activations tactiles et kinesthésiques à la fois intenses et imprévisibles, des stimulations nociceptives répétées par la nécessité du suivi médical et l'alimentation artificielle (pose de sondes naso-gastriques, -trachéales), et enfin une atmosphère olfactive où se mêlent des éléments propres à l'enfant et nombre de stimulations en principe non familières (désinfectants, détergents). Toutes ces stimulations sensorielles ont en commun de ne pas reproduire celles que recevrait le "fœtus intra-utérin" d'âge gestationnel équivalent, tant en termes d'intensité et de qualité, qu'en terme de rythme et de coordination temporelle avec les états de vigilance de l'enfant (Gottfried *et al.*, 1981 ; Warren, 2002 ; Vergara & Bigsby, 2004).

L'influence à long terme de ces conditions d'environnement atypique est mal connue chez l'enfant humain. Toutefois, de nombreuses données animales révèlent que l'exposition à des stimulations atypiques en qualité, en intensité, en fréquence ou en répartition temporelle, a des effets sur le développement des aptitudes perceptives et comportementales (Kenny & Turkewitz, 1986 ; Radell & Gottlieb, 1992 ; Sleigh & Lickliter, 1995).

Nombre d'études ont visé à compenser ou à corriger l'environnement de l'incubateur en en modifiant les propriétés sensorielles, avec un intérêt particulier pour la somesthésie, la kinesthésie, l'audition et, plus récemment, l'olfaction. Par exemple, l'application de stimulations tactiles et kinesthésiques sous forme de massages favorise le gain pondéral (Ferber *et al.*, 2002 ; Field *et al.*, 2006), l'atténuation des manifestations psychobiologiques du stress, et l'expression plus organisée des réponses motrices (Hernandez-Reif *et al.*, 2007 ; Scafidi & Field, 1996).

La compétence olfactive étant exprimée dans l'environnement fœtal normal, il n'y a aucune raison de croire qu'il n'en irait pas de même chez le fœtus déposé dans son environnement substitutif. Le nouveau-né prématuré est, en effet, sensible aux stimulations olfactives ou trigéminales présentées de façon ponctuelle (Sarnat, 1978 ; Pihet *et al.*, 1996, 1997 ; Goubet *et al.*, 2002 ; Marlier *et al.*, 2001 ; Bartocci *et al.*, 2001 ; Schaal, Hummel & Soussignan, 2004) et, de fait, cette modalité sensorielle devrait être mieux prise en compte dans la gestion quotidienne de l'environnement néonatal. L'impact positif de l'olfaction sur l'adaptation de l'enfant prématuré est mis en évidence par une première étude qui a caractérisé les réponses d'enfants de 35 semaines à un odorant artificiel (citron) (Garcia & White-Traut, 1993). Cette étude visait à comparer l'efficacité de l'odeur et d'une stimulation tactile pour mettre fin à un épisode d'apnée. L'odorant s'est révélé plus efficace que le stimulus tactile quant à la latence de récupération d'un rythme normal de respiration. De plus, le stimulus olfactif s'est montré avantageux par rapport au stimulus tactile par le fait qu'il restitue la respiration sans changement apparent de l'état d'activation de l'enfant, et donc sans interférence avec les mécanismes de conservation de l'énergie. Cet effet activateur de l'olfaction sur la levée des apnées a aussi été suggéré avec l'odeur de vanille qui réduirait l'incidence des apnées chez des enfants prématurés de 26-30 semaines (Marlier, Gaugler & Messer, 2005).

Nous ne connaissons pas à ce jour d'étude qui ait examiné les effets physiologiques ou comportementaux de l'application de mélanges odorants d'origine fœtale ou maternelle chez l'enfant prématuré. Toutefois des travaux chez des nouveau-nés non humains (ratons) délivrés prématurément montrent que l'odeur amniotique peut avoir une importance cruciale dans l'adaptation postnatale (Smotherman *et al.*, 1987). Dans le cas de l'enfant humain, on sait que le fait de le sortir de l'incubateur pour le mettre en contact physique avec le corps maternel, comme le préconise la méthode "kangourou", se révèle bénéfique sur nombre de variables psychobiologiques. Cette "simple" action favorise des états physiologiques (stabilisation du rythme cardiaque, réduction des apnées, optimisation de l'oxygénation et de la température centrale et cutanée) et comportementaux qui optimisent la croissance (réduction des pertes énergétiques, gain de poids) et les rythmes (augmentation des périodes d'éveil calme ; Anderson, 1999 ; Conde-Agudelo & Belizán, 2003 ; Feldman & Eidelman, 2003). Ces effets compensatoires positifs reposeraient sur une continuité sensorielle transnatale que cette pratique restaure en apportant un ensemble de stimulations multimodales, non seulement alignées sur les attentes fœtales-néonatales, mais aussi coordonnées de façon optimale avec les systèmes d'action et de récompense. Le portage kangourou a été mis en œuvre à différents délais postnatals et pendant des durées quotidiennes variables (Anderson, 1991). Dans certains cas, des enfants prématurés à haut risque (25-30 semaines et de très petit poids de naissance) ont pu être mis en contact avec le corps maternel tout en restant reliés au dispositif d'alimentation (Als, 1982). Mais la disponibilité de la mère n'étant pas constante (tant du fait des parents que du fait des contraintes imposées par les conceptions médicales actuelles), il convient de rechercher des moyens permettant de prolonger en son absence les effets bénéfiques des stimulations apportées lors du contact avec le corps maternel de nature tactile, vestibulaire, visuelle, olfactive ou auditive.

Les composantes sensorielles actives de la mère, de l'environnement ou de l'enfant lui-même ont fait l'objet de peu d'études expérimentales chez l'enfant prématuré. On peut citer les stimulations vestibulo-kinesthésiques rythmiques calquées sur celles reçues *in utero* (Korner *et al.*, 1983) et la voix maternelle (Bozzette, 2008). La recherche active, autorégulée, de stimulations tactiles a été observée sous forme de contact du corps ou des mains avec les parois de l'incubateur (Newman, 1981) et avec un objet de peluche déposé dans l'incubateur (Thoman & Ingersoll, 1993). Pouvant être facilement recueillies sur un objet "transitionnel", différentes odeurs maternelles pourraient être restituées à l'enfant pendant les périodes de séparation. Chez le nouveau-né à terme, on sait que l'odeur du liquide amniotique a des propriétés de modulation des réponses d'attention et d'orientation (Schaal *et al.*, 1995a) et tend à réduire les états d'activation élevée immédiatement après la naissance (Varendi *et al.*, 1998). De même, les odeurs du sein et du lait humain déclenchent des réponses d'orientation et d'activation de la motricité orale chez le nouveau-né à terme (Schaal *et al.*, 1980 ; Sullivan & Toubas, 1998), tout comme chez l'enfant prématuré (Mellier *et al.*, 1997 ; Goubet *et al.*, 2003).

TRANSITIONS DE L'ALIMENTATION NON-ORALE À L'ALIMENTATION ORALE

Les enfants prématurés nés avant l'âge gestationnel de 35 semaines et qui présentent un poids de naissance trop faible, une succion peu endurante et une coordination imparfaite des fonctions oro-respiratoires, sont généralement alimentés par des voies non orales. Ces modes d'alimentation peuvent se prolonger sur de longues périodes, allant de quelques semaines à quelques mois. Ces enfants sont de ce fait désavantagés pour l'exécution d'activités sensorimotrices essentielles à la prise alimentaire. Ce désavantage peut agir au moins de trois façons non exclusives.

Premièrement, le court-circuitage de la phase orale de la prise alimentaire prive l'organisme des conditions qui ont favorisé l'acquisition de la succion dans l'environnement utérin. On note en effet que les enfants prématurés nourris par des voies non-orales manifestent une performance de succion à la fois moins efficace et plus instable que leurs pairs nourris par voie orale (Hack *et al.*, 1985). Le fait de coupler l'alimentation par sonde naso-gastrique avec une possibilité d'exercice de la succion non-nutritive a des répercussions multiples sur l'organisation de la succion elle-même, mais aussi sur les réponses physiologiques du système digestif (Widström *et al.*, 1998), et finalement sur le développement pondéral de l'enfant (Measel, Anderson, 1979; Field et al., 1982).

L'association de stimulations chimiosensorielles avec l'infusion intra-gastrique de l'aliment a été proposée à plusieurs reprises dans le but de stimuler régulièrement l'exercice de la succion non-nutritive (Als, 1982; Chaze, Ludington-Hoe, 1984). L'observation d'un cas unique (prématuré né à 31 semaines gestationnelles, poids de naissance 1 750 g, testé au jour postnatal 17) indique l'apparition progressive de la succion non nutritive en réponse à l'odeur du lait de la mère, et sa stabilisation au cours d'une période de 14 jours (Meza et al, 1998). Cette propriété stimulante des activités orales par l'odeur du lait humain a été mieux caractérisée récemment dans deux études qui indiquent, d'une part, une intensification de la succion (par comparaison à une formule lactée; Bingham *et al.*, 2003) et, d'autre part, une augmentation de la consommation de lait (Raimbault *et al.*, 2007).

Deuxièmement, chez les enfants nourris par sonde naso-gastrique ou par gastrostomie, l'expérience ingestive est déconnectée des chimio-stimulations orales et nasales véhiculées par l'aliment. Outre qu'ils sont ainsi privés de toute occasion de sentir (par l'odeur et le toucher) et de goûter l'aliment, ces enfants sont empêchés d'associer la réplétion gastrique aux entrées chimiosensorielles et texturales, et donc d'enregistrer les odeurs et les saveurs comme indices d'anticipation des évènements post-ingestifs. De ce fait, ils manifestent souvent des difficultés de transition entre l'alimentation passive par sonde et la prise de lait active au biberon ou au sein (Geertsma *et al.*, 1985).

Ce découplage entre les propriétés organoleptiques de l'aliment, l'hédonisme ingestif et les conséquences post-ingestives devrait pouvoir être résolu en introduisant un signal odorant ou sapide (ou les deux) au cours de l'alimentation non-orale. L'acquisition rapide de l'association entre un odorant et la prise lactée au sein ou au biberon a été démontrée chez le nouveau-né à terme (Schleidt, Genzel, 1990; Delaunay-El Allam *et al.*, 2006), et la seule présentation de l'odeur provoque ensuite des réponses orales anticipatoires (Sullivan, Toubas, 1998). Ces résultats apportent de solides arguments en faveur de la réalisation d'un test expérimental de même nature chez l'enfant prématuré. On peut penser aussi qu'un odorant régulièrement associé avec la succion dès le début de l'alimentation passive pourrait permettre de maintenir la motricité orale en cas de nourrissage non oral prolongé, et faciliter ainsi la transition future vers l'alimentation active. Cette transition, très lente chez certains sujets, est généralement réalisée en 30 jours, et le seul exercice de la succion non nutritive (par introduction d'une tétine) au cours de l'alimentation passive accélère de 3 à 6 jours l'acquisition de la prise orale (Measel & Anderson, 1979 ; Field *et al.*, 1982). Le couplage de la succion non nutritive à un odorant pourrait accélérer encore cette évolution en fournissant d'autres indices sensoriels annonciateurs des effets positifs de la satiété. Des données préliminaires vont dans ce sens. L'exposition de nouveau-nés prématurés (35 semaines d'âge post-conceptionnel) à l'odeur du lait de leur mère pendant 5 jours, juste avant une tentative d'allaitement, a pour effet de stimuler l'activité orale, d'engager des épisodes de succion plus endurants et, *in fine*, de favoriser une prise lactée plus abondante, et une sortie plus rapide du service de néonatologie (Raimbault *et al.*, 2007). En outre, si l'on associe odeur du lait, stimulations tactiles péri- et intra-orales et posture adéquate à la déglutition de l'enfant, un tel protocole permet de réduire d'autant plus la période de transition entre alimentation passive et active et la durée totale d'hospitalisation (Pfister *et al.*, 2008).

Finalement, une gestion des odeurs conçue en fonction des attentes (prédéterminées ou acquises) de l'enfant pourrait favoriser la transition entre alimentation passive et active, entre modes d'allaitement (sein ou biberon), ou encore entre alimentation lactée et alimentation non lactée au moment du sevrage. La mère allaitante transmet à l'enfant une palette d'arômes par l'intermédiaire de son lait, et les enfants répondent effectivement à ces arômes en modulant leur réponse ingestive (Mennella & Beauchamp, 1991 ; Schaal, 2005). Cette information reçue à travers le lait maternel est utilisable pour familiariser l'enfant à certains arômes avant de les présenter hors du contexte de la tétée, sous forme d'aliments liquides ou solides. Une telle approche a été évaluée auprès d'enfants en cours de sevrage : des céréales mélangées avec du lait maternel sont préférées à des céréales imbibées d'eau (Mennella & Beauchamp, 1997). De même, l'acceptation de céréales à l'âge de 5-6 mois est favorisée par simple ajout d'une flaveur, comme celle de carotte, rencontrée régulièrement soit en fin de gestation, soit en début d'allaitement (Mennella *et al.*, 2001). Enfin, il a récemment été montré qu'une odeur acquise au sein maternel peut être retenue pendant au moins 18 mois et influencer les réponses préférentielles de l'enfant (Delaunay-El Allam *et al.*, 2010). Une telle influence à long terme d'odeurs acquises très précocement pourrait aussi être utilisée pour pallier certains cas de malnutrition ou pour inverser la résistance à l'alimentation orale que l'on note souvent chez des enfants longtemps nourris par des voies non orales (par gastrostomie ; Senez & Schaal, 2009).

GESTION DE LA DOULEUR

Nous avons vu plus haut que la perception de la douleur est fonctionnelle avant même la naissance (Anand & Hickey, 1987 ; Anand & Carr, 1989). De plus, il est établi que le nouveau-né prématuré a une sensibilité exacerbée à la douleur par rapport à celle d'enfants nés à terme (Fitzgerald *et al.*, 1989 ; Andrews & Fitzgerald, 1994). Les réflexes cutanés défensifs ont un seuil bas jusqu'à 29-35 semaines après conception (Fitzgerald, 2005). La réactivité douloureuse chez l'enfant de petit poids ou prématuré est globale au départ, mobilisant tout le corps et les segments, et se différencie progressivement pour finalement n'inclure que des réponses locales. En outre, le nouveau-né souffrant montre des signes clairs de détresse comportementale (émotions faciales, pleurs) et physiologique (accélération cardiaque, baisse de l'oxygène transcutané, augmentation de la tension artérielle et de la pression intracrânienne, élévation des endorphines et des catécholamines ; Long *et al.*, 1980 ; Grunau & Craig, 1987 ; Johnston *et al.*, 1995 ; Craig *et al.*, 1993). En somme, l'expérience périnatale du prématuré s'étend dans le champ douloureux, et ce d'autant plus que la prématurité est importante.

Il s'agit donc, pour l'enfant prématuré, de s'adapter à ces « assauts » nociceptifs répétés, dont il garde pourtant une mémoire persistante. Ces épisodes douloureux provoquent des états d'excitation prolongée modifiant à long terme la sensibilité à la douleur (Grunau *et al.*, 2006 ; Fitzgerald, 2005). Ils pourraient aussi se répercuter au niveau cérébral, tant au plan anatomique (Anand & Scalzo, 2000 ; Grunau, 2002) que fonctionnel (Grunau *et al.*, 2004). Les effets à long terme du vécu douloureux précoce ne sont pas toujours aisés à déterminer, car si la douleur génère un état de stress, le stress n'est pas forcément lié à la douleur. Par exemple, après un évènement douloureux, l'enfant peut répondre de manière exacerbée lors de manipulations de routine a priori peu douloureuses (Porter *et al.*, 1999). Tout se passe comme si l'enfant était sensibilisé au niveau tactile, de sorte qu'une procédure banale (tel un changement de couche) peut enclencher des réponses physiologiques et comportementales plus importantes qu'une prise de sang (Hellerud & Storm, 2002 ; Holsti *et al.*, 2005). En plus d'une hypersensibilité somesthésique générale, l'enfant présente une difficulté à s'autoréguler après une procédure douloureuse, manifestant un long délai avant de s'apaiser (jusqu'à 18 minutes après une prise de sang ; Morison *et al.*, 2003).

Les effets négatifs de la douleur engagent l'apprentissage de réponses défensives. D'une façon générale, le nouveau-né prématuré acquiert rapidement les régularités de son environnement. Dans le cas d'évènements tactiles non douloureux, comme dans l'étude de Thoman et Ingersoll (1993) mentionnée plus haut, des enfants de 32-35 semaines d'âge gestationnel en couveuse se sont progressivement rapprochés d'un ours en peluche qui respire c'est-à-dire actionné d'un mouvement de respiration. Après 15 jours passés en présence de l'ours, ces nouveau-nés ont recherché le contact renforçant de l'objet, manifestant leur réceptivité de l'environnement proche et leur aptitude à approcher activement une cible tactile. Dans le contexte du toucher douloureux, des cas similaires d'apprentissage sont notés, mais dans le sens d'un évitement de l'expérience douloureuse. Par exemple, suite à des prises de sang réitérées, on enregistre des réactions physiologiques et/ou motrices des nouveau-nés avant même tout geste invasif, indiquant une anticipation et une réactivité accrue à la procédure (Taddio *et al.*, 2002 ; Goubet *et al.*, 2001). Au niveau du cortex somatosensoriel, une stimulation tactile (désinfection de la peau) annonciatrice d'une prise de sang se traduit par une augmentation du flux sanguin cérébral (Bartocci *et al.*, 2006). Cette situation constitue d'ailleurs un contexte efficace d'acquisition multimodale de ce qui entoure la situation douloureuse (odeur du désinfectant, toucher ferme et contention, scène visuelle et auditive, proprioception liée à l'état d'activation maximale, etc.).

Les travaux sur les réponses au toucher douloureux confirment la nécessité d'atténuer la douleur comme une fin en soi, mais aussi pour empêcher la formation de ces boucles d'apprentissage qui conditionnent l'enfant à des réponses exacerbées qui peuvent induire des états de stress chronique. Un éventail de méthodes non pharmacologiques vise à diminuer ou éliminer la douleur iatrogène (Shah *et al.*, 2006). Parmi les plus utilisées et dont l'efficacité est reconnue, on citera l'application orale du goût sucré dont l'effet analgésiant est médiatisé par les endorphines (pour une revue, cf. Stevens *et al.*, 2004). D'autres approches se fondent sur les effets distracteurs ou renforçants du contexte maternel. Par exemple, des nouveau-nés à terme placés en contact peau-à-peau durant une prise de sang au talon montrent une diminution de 82 % des pleurs et de 65 % des mimiques de douleur par comparaison à des enfants emmaillotés dans leur berceau (Gray *et al.*, 2000). Chez le nouveau-né prématuré, des études récentes montrent également les effets modulateurs du contact peau-à-peau avec une diminution des manifestations physiologiques et comportementales de la douleur (Freire *et al.*, 2008 ; Johnston *et al.*, 2008). De même, la situation d'allaitement produit un effet calmant remarquable chez le nouveau-né à terme (Gray *et al.*, 2002 ; Carbajal *et al.*, 2003 ; Nishitani *et al.*, 2009 ; Shah *et al.*, 2006). Si ces méthodes ne permettent pas de séparer l'effet du toucher de celui d'autres stimulations, elles ont l'avantage de solliciter les attentes sensorielles multiples du bébé. Dans la situation d'allaitement, l'enfant est non seulement en contact tactile étroit avec la mère qui génère des sensations de contention, de chaleur, et de kinesthésie, mais il reçoit simultanément la flaveur du lait et l'odeur, la voix et le visage de la mère. De même, pour des nouveau-nés prématurés exposés pendant un épisode douloureux à des stimulations multiples mobilisant en même temps la gustation (glucose), le toucher (massages), l'audition et la vision (voix et visage de l'infirmière) et l'olfaction (odeur de l'huile de massage), les scores de douleur (au Premature Infant Pain Profile) sont beaucoup plus bas comparés à ceux de groupes témoins (Bellieni *et al.*, 2001). Cette situation multisensorielle est plus apaisante que la situation dans laquelle le bébé ne reçoit que du glucose sur une tétine (Bellieni *et al.*, 2002).

On peut se demander si l'efficacité de ces méthodes est due à leur globalité ou si certains éléments isolés de la situation pourraient suffire à atténuer le ressenti douloureux, voire induire une analgésie. Lorsque, à l'occasion d'une piqûre au talon, on expose des nouveau-nés à l'odeur du lait maternel (isolément du contexte maternel) ou à celle d'une odeur non maternelle mais familière, la régulation du comportement est meilleure par rapport à celle d'enfants exposés à une odeur non maternelle inconnue ou par rapport à un groupe témoin (Rattaz *et al.*, 2005). De même, lorsque l'odeur présentée pendant le test douloureux a d'abord été associée au contexte maternel, des nouveau-nés emmaillotés montrent peu de réactions de douleurs par rapport à des enfants témoins (Goubet *et al.*, 2007). L'effet apaisant d'une odeur non maternelle familière a également été observé chez des nouveau-nés prématurés (Goubet *et al*, 2003). Dans tous ces cas, l'effet calmant de l'odeur semble basé sur son caractère familier et non sur sa simple présence. La présentation isolée d'une odeur familière favoriserait l'expression de réponses d'autorégulation fondées sur la reconnaissance de cette odeur. Ce n'est en effet que lorsque l'enfant

« connaît » cette odeur que la réponse douloureuse est atténuée ou bloquée. Il semblerait que la présentation de stimulations sensorielles empêche l'impulsion nociceptive de passer en activant les mécanismes de *gate control* qui régulent la transmission douloureuse (Melzack & Wall, 1965; Melzack, 1999). Cependant, tous les canaux sensoriels n'ont pas le même effet, puisque le fait de simplement tenir l'enfant (sans contact peau-à-peau) dans les bras pendant le prélèvement de sang au talon ne semble pas diminuer les réactions à la douleur (expressions faciales, pleurs, rythme cardiaque; Arditi *et al.*, 2006). De même, la voix de la mère entendue pendant une piqûre paraît sans effet notable (Johnston *et al.*, 2007).

Au total, ces études révèlent que, même dans le cas de la douleur, le nouveau-né doit être considéré comme agent de son environnement, porteur de compétences sensorielles et cognitives qui lui permettent non seulement d'anticiper l'évènement douloureux, mais aussi de gérer la situation lorsqu'il est « soutenu » de façon appropriée.

CONCLUSION

La somesthésie et l'olfaction constituent à plus d'un titre des voies intéressantes de modulation des réponses physiologiques et comportementales des enfants qui ont à faire face à des situations pour lesquelles ils n'ont pas été préparés par l'évolution ou par l'expérience antérieure. Le séjour nécessaire des enfants prématurés dans une écologie sensorielle complètement artificielle va de pair avec, d'une part, une séparation d'avec la mère et, d'autre part, avec des soins corporels techniques plutôt que maternants, une alimentation non orale, et des interventions douloureuses répétées.

Tout d'abord, étant parmi les premières modalités sensorielles à entrer en fonction au cours de la vie fœtale, la somesthésie et l'olfaction sont vraisemblablement à l'origine des attentes sensorielles les plus « primaires ». Etant alors en état de capter et de traiter les entrées sensorielles (au moins dès le second et le troisième trimestre de gestation, respectivement), ces deux systèmes contribuent à structurer les chaînes nerveuses qui supportent les systèmes perceptifs et cognitifs correspondants, et à soutenir leur intégration avec les autres modalités émergentes. Par cette activité fonctionnelle indissociable du développement structural des deux systèmes, leurs potentiels de sensibilité, de discrimination, de répertoire mnésique, de sélectivité, et enfin de mobilisation motrice sont, dans une certaine mesure, déjà orientés par l'expérience antérieure. Les tenants de la thèse nativiste, qui fait l'économie du rôle de l'expérience dans la formation des capacités perceptives initiales, parlent plus volontiers d'activités « programmées ».

Par ailleurs, les différents modes du toucher et les odeurs sont facilement conditionnables, ce qui en fait des cibles privilégiées pour le modelage d'attentes sensorielles « secondaires ». Un odorant artificiel auquel on a ainsi transféré une charge émotionnelle positive (par exemple, par association avec le corps maternel, ou avec des épisodes de massages) peut constituer un signal capable de capter l'attention de l'enfant et de le distraire momentanément d'une situation inconfortable ou douloureuse.

Enfin, l'utilisation clinique du toucher et de l'olfaction est une voie potentiellement avantageuse pour impliquer les parents dans les soins de leur enfant qui doit séjourner dans une unité de néonatologie. Si la culture locale des soins médicaux les y autorise – ce qui est de plus en plus le cas dans les services de néonatologie les plus avancés, ces modalités sensorielles peuvent constituer les supports de pratiques encourageant les parents à procurer à l'enfant des stimulations qui émanent d'eux-mêmes, qu'ils contrôlent, et qu'ils jugent efficaces parce qu'ils contribuent à les mettre au point et à les doser. Ils peuvent ainsi faire acquérir ou consolider des propriétés sensorielles, tactiles et olfactives, qui sont à la fois typiques de l'espèce humaine, de leur culture, et caractéristiques de leur individualité. A travers les odeurs, ils peuvent aussi déposer auprès de l'enfant dont ils sont séparés un élément de leur identité sensorielle qui reste actif jusqu'à la prochaine rencontre. Par la persistance de telles traces odorantes lors de l'absence maternelle et la compétence de l'enfant à les intégrer, l'olfaction est alors une modalité « transitionnelle » de choix (Schaal *et al.*, 2004).

En somme, tant dans le domaine des interactions sociales que dans celui de l'alimentation et de la gestion de la qualité de vie de l'enfant prématuré, le toucher et les odeurs sont à même de constituer des « solutions d'invariance » à des situations discontinues imposées par des conditions de développement atypique (Als, 1982). L'élaboration et la prise en compte croissante de la notion de « qualité de vie néonatale », en rapport avec les attentes psychobiologiques des prématurés, tout en assurant l'assistance médicale optimale, constitue désormais une tendance forte dans l'évolution des services de néonatologie en France (Pierrat *et al.*, 2004 ; Mallet *et al.*, 2007), comme ailleurs (Nyqvist, 2004 ; Liu *et al.*, 2007 ; Laudert *et al.*, 2007).

RÉFÉRENCES

Als, H. (1982). Toward a synactive theory of development: promise for the assessment and support of infant individuality. *Infant Mental Health Journal, 3,* 229-243.

Als, H. (1992). Individualized, family-focused developmental care for the very low birth-weight preterm infant in the NICU. In Friedman, S.L., Sigman, M.D. (Eds). *Advances in applied developmental psychology* (vol. 6, pp. 341-388). The psychological development of low-birth-weight children. Norwood, N.J.: Ablex Publishing Compagny.

Als, H. (1995). The preterm infant: a model for the study of fetal brain expectations. In Lecanuet J.P., Fifer W.P., Krasnegor N.A., Smotherman W.P. (eds.), *Fetal development: a psychobiological perspective* (p. 295-314). Hillsdale, NJ: Lawrence Erlbaum.

Anand, K.J, & Hickey, P.R. (1987). Pain and its effects in the human neonate and fetus. *New England Journal of Medicine, 87*, 1321-1329.

Anand, K.J., & Carr, D.B. (1989). The neuroanatomy, neurophysiology, and neurochemistry of pain, stress, and analgesia in newborns and children. *Pediatric Clinics of North America, 36*, 795-822.

Anand, K.J.S., & Scalzo, F.M. (2000). Can adverse neonatal experiences alter brain development and subsequent behavior. *Biology of the Neonate, 77*, 69-82.

Anderson, G.C. (1991). Current knowledge about skin-to-skin (kangaroo) care for preterm infants. *Journal of Perinatology, 11,* 216-226.

Andrews, K., & Fitzgerald, M. (1994). The cutaneous withdrawal reflex in human neonates: sensitization, receptive fields, and the effects of contralateral stimulation. *Pain, 56*, 95-101.

Arditi, H., Feldman, R., & Eidelman, A.I. (2006). Effects of human contact and vagal regulation on pain reactivity and visual attention in newborns. *Developmental Psychobiology, 48*, 561-573.

Bartocci, M., Winberg, J., Papendieck, G., Mustica, T., Serra, G., & Lagercrantz, H. (2001). Cerebral hemodynamic response to unpleasant odors in the preterm newborn measured by near-infrared spectroscopy. *Pediatric Research, 50,* 324-330.

Bartocci, M., Bergqvist, L.L., Lagercrantz, H., & Anand, K.J. (2006). Pain activates cortical areas in the preterm newborn brain. *Pain, 122*, 109-117.

Bellieni, C.V., Buonocore, G., Nenci, A., Franci, N., Cordelli, D. M., & Bagnoli, F. (2001). Sensorial saturation: an effective analgesic tool for heel-prick in preterm infants: a prospective randomized trial. *Biology of the Neonate, 80*, 15-18.

Bellieni, C.V., Bagnoli, F., Perrone, S., Nenci, A., Cordelli, D.M., Fusi, M., Ceccarelli, S., & Buonocore, G. (2002). Effect of multisensory stimulation on analgesia in term neonates: a randomized controlled trial. *Pediatric Research, 51*, 460-463.

Bingham, P.M., Abassi, S., & Sivieri, E. (2003). A pilot study of milk odor effects on nonnutritive sucking by premature infants. *Archive of Pediatric and Adolescent Medicine, 157,* 72-75.

Birnholz, J.C. (1988). On observing the human fetus. In Smotherman WP & Robinson SR (Eds), *Behavior of the fetus.* Telford, Caldwell, NJ.

Blass, E.M. (1990). Suckling: determinants, changes, mechanisms, and lasting impressions. *Developmental Psychology, 26,* 520-533.

Blass, E.M., & Camp, C.A. (2003). Changing determinants in 6- to 12-week-old human infants. *Developmental Psychobiology, 42*, 312-316.

Bozzette, M. (2008). Healthy preterm infant responses to taped maternal voice. *Journal of Perinatal and Neonatal Nursing, 22*, 307-316.

Bushnell, I.W.R. (2001). Mother's face recognition in newborn infants: Learning and memory. *Infant Child Development, 10,* 67-74.

Carbajal, R., Veerapen, S., Couderc, S., Jugie, M., & Ville, Y. (2003). Analgesic effect of breast feeding in term neonates: randomised controlled trial. *British Medical Journal, 326,* 13.

Charpak, N., Ruiz-Pelaez, J. G., & Figueroa de Calume, Z. (1996). Current knowledge of kangaroo mother intervention. *Current Opinion in Pediatrics, 8,* 108-112.

Chaze, B.A., & Ludington-Hoe, S.M. (1984). Sensory stimulation in the NICU. *American Journal of Nursing, January*, 68-71.

Conde-Agudelo, A., & Belizán, J.M. (2003). Kangaroo mother care to reduce morbidity and mortality. *Cochrane Database Of Systematic Reviews, Issue 2,* CD002771.

Coureaud, G., Schaal, B., Orgeur, P., Hudson, R., & Coudert, P. (2002). Transnatal olfactory continuity in the rabbit: Behavioral evidence and short-term consequence of its disruption. Developmental Psychobiology, 40, 372-390.

Craig, K.D., Whitfield, M.F., Grunau, R.V., Linton, J., & Hadjistavropoulos, H.D. (1993). Pain in the preterm neonate: Behavioural and physiological indices. *Pain, 52,* 287-299.

DeCasper, A.J., & Sigafoos, A.D. (1983). The intrauterine heartbeat: A potent reinforcer for newborns. *Infant Behavior and Development, 6,* 19-25.

Delaunay-El Allam, M., Marlier, L., & Schaal, B. (2006). Learning at the breast: Preference formation for an artificial scent and its attraction against to odor of maternal milk. *Infant Behavior and Development, 29,* 308-321.

Delaunay-El Allam, M., Soussignan, R., Patris, B., & Schaal, B., (2010). Long lasting memory for an odor acquired at the mother's breast. *Developmental Science, 13,* 6, 849-863.

Doucet, S., Soussignan, R., Sagot, P., & Schaal, B. (2009). The secretion of areolar (Montgomery's) glands from lactating women elicits selective, unconditional responses in neonates. *PLoS One, 4*(10): e7579.

Escorihuela, R.M., Tobeña, A., & Fernández-Teruel, A. (1994). Environmental enrichment reverses the detrimental action of early inconsistent stimulation and increases the beneficial effects of postnatal handling on shuttlebox learning in adult rats. *Behavioral Brain Research, 61*, 169-173.

Faas, A.E., Sponton, E.D., Moya, P.R., & Molina, J.C. (2000). Differential responsiveness to alcohol odor in human neonates. Effects of maternal consumption during gestation. *Alcohol, 22*, 7-17.

Feldman, R., & Eidelman, A.I. (2003). Skin-to-skin contact (Kangaroo Care) accelerates autonomic and neurobehavioural maturation in preterm infants. *Developmental Medicine and Child Neurolology, 45*, 274-81.

Ferber, S.G., Kuint, J., Weller, A., Feldman, R., Dollberg, S., Arbel, E., & Kohelet ,D. (2002). Massage therapy by mothers and trained professionals enhances weight gain in preterm infants. *Early Human Development, 67,* 37-45.

Field, T., Ignatoff, E., Stringer, S., Brennan, J., Greenberg, R., Widmayer, S., & Anderson, G.C. (1982). Nonnutritive sucking during tube feedings: effects on preterm neonates in an intensive care unit. *Pediatrics, 70,* 381-384.

Field, T., Schanberg, S.M., Scafidi, F., Bauer, C.R., Vega-Lahr, N., Garcia, R., Nystrom, J., & Kuhn, C.M. (1986). Tactile/kinesthesic stimulation effects on preterm neonates. *Pediatrics, 77,* 654-658.

Field, T., Diego, M. A., Hernandez-Reif, M., Deeds, O. & Figuereido, B. (2006). Moderate Versus Light Pressure Massage Therapy Leads to Greater Weight Gain in Preterm Infants. *Infant Behavior and Development, 29*, 574-578.

Fitzgerald, M., Millard, C., & Mcintosh, N. (1989). Cutaneous hypersensitivity following peripheral tissue damage in newborn infants and its reversal with topical anesthesia. *Pain, 39*, 31-36.

Fitzgerald, M. (2005). The development of nociceptive circuits. *Nature Reviews Neuroscience, 6,* 507-20.

Francis, D., Diorio, J., Liu, D., & Meaney, M. (1999). Nongenomic transmission across generations of maternal behavior and stress responses in the rat. *Science, 286*, 1155-1158.

Freire, N. B., Garcia, J.B., & Lamy, Z.C. (2008). Evaluation of analgesic effect of skin-to-skin contact compared to oral glucose in preterm neonates. *Pain, 139*, 28-33.

Garcia, A.P. & White-Traut, R. (1993). Preterm infants' responses to taste/smell and tactile stimulation during an apneic episode. *Journal of Pediatric Nursing, 8*, 245-252.

Geerstma, M.A., Hyams, J.S., Pelletier, J.M., & Reiter, S. (1985). Feeding resistance after parenteral hyperalimentation. *American Journal of Diseases in Childhood, 139*, 255-256.

Giannakoulopoulos, X., Sepulveda, W., Kourtis, P., Glover, V., & Fisk, N.M. (1994). Fetal plasma cortisol and beta-endorphin response to intrauterine needling. *Lancet, 344*, 77-81.

Gibbins, S., Stevens, B., McGrath, P. J., Yamada, J., Beyene, J., Breau, L., Camfield, C., Finley, A., Franck, L., Johnston, C., Howlett, A., McKeever, P., O'Brien, K., & Ohlsson, A. (2008). Comparison of pain responses in infants of different gestational ages. *Neonatology, 93,* 10-18.

Goldson, E. (1999). The environment of the neonatal intensive care unit. In E. Goldson E. (Ed.), *Nurturing the premature infant: Developmental interventions in the neonatal intensive care nursery* (pp. 3-17), NY: Oxford University Press.

Gottfried, A.W., Wallace-Land, P., & Sherman-Brown, S. (1981). Physical and social environment of newborn infants in special care units. *Science, 214,* 673-675.

Gottlieb, G. (1971). Ontogenesis of sensory function in birds and mammals. In E Tobach, I Aronson, & E Shaw (Eds.), *The Biopsychology of Development* (pp. 67-128). Academic Press, New York, NY.

Gottlieb, G. (1981). Development of species identification in ducklings, VIII. *Journal of Comparative & Physiological Psychology, 94*, 579-587.

Goubet, N., Clifton, R., & Shah, B. (2001). Learning about pain in preterm newborns. *Journal of Developmental and Behavioral Pediatrics, 22*, 418-424.

Goubet, N., Rattaz, C., Pierrat, V., Alléman, E., Bullinger, A., & Lequien, P. (2002). Olfactory familiarization and discrimination in preterm and full-term newborns. *Infancy, 3*, 53-75.

Goubet, N., Rattaz, C., Pierrat, V., Bullinger, A., & Lequien, P. (2003). Olfactory experience mediates response to pain in preterm newborns. *Developmental Psychobiology, 42*, 171-180.

Goubet, N., Strasbaugh, K., & Chesney, J. (2007). Familiarity breeds content? Soothing effect of a familiar odor on full-term newborns. *Journal of Developmental and Behavioral Pediatrics, 28*, 189-194.

Gray, L., Watt, L., & Blass, E. (2000). Skin to skin contact is analgesic in healthy newborns. *Pediatrics, 105*, e14-e24.

Gray, L., Miller, L.W., Philipp. B.L., & Blass, E.M. (2002). Breastfeeding is analgesic in healthy newborns. *Pediatrics, 109*, 590-593.

Grunau, R.V. & Craig, K.D. (1987). Pain expression in neonates: facial action and cry. *Pain, 28*, 395-410.

Grunau, R.E. (2002). Early pain in preterm infants. A model of long-term effects. *Clinics* in *Perinatology, 29*, 373-394.

Grunau, R.E., Weinberg, J., & Whitfield, M.F. (2004). Neonatal procedural pain and preterm infant cortisol response to novelty at 8 months. *Pediatrics, 114*(1), e77-84.

Grunau, R.E., Holsti, L., & Peters, J.W.B. (2006). Long-term consequences of pain in human neonates. Seminars in *Fetal* and *Neonatal Medicine*, *11*, 268-275.

Gunnar, M.R., Isensee, J., & Fust, L.S. (1987). Adrenocortical activity and the Brazelton Neonatal Assessment Scale: moderating effects of the newborn's biomedical status. *Child Development, 58*, 1448-1458.

Hack, M., Easterbrook, M.M., & Robertson, S.S. (1985). Development of sucking rhythm in preterm infants. *Early Human Development, 11*, 133-140.

Haith, M.M. (1980). *Rules that babies look by.* Hillsdale, NJ: Lawrence Erlbaum.

Harlow, H.F., & Zimmermann, R.R. (1959). Affectional responses in the infant monkey. *Science, 130*, 421-432.

Harrison, L.L., Leeper, J.D., & Yoon, M. (1990). Effects of early parent touch on preterm infants' heart rates and arterial oxygen saturation levels. *Journal of Advanced Nursing, 15,* 877-885.

Hellerud, B.C., & Storm, H. (2002). Skin conductance and behaviour during sensory stimulation of preterm and term infants. *Early Human Development, 70*(1-2), 35-46.

Henry, S., Richard-Yris, M.-A., Tordjman, S., & Hausberger, M. (2009). Neonatal Handling Affects Durably Bonding and Social Development. *PLoS ONE* 4(4): e5216

Hepper, P.G., Scott, D., & Shahidullah, S. (1993). Newborn and fetal response to maternal voice. *Journal of Reproductive and Infant Psychology, 11,* 147-153.

Hernandez-Reif, M., Diego, M., & Field, T. (2007). Preterm Infants Show Reduced Stress Behaviors and Activity after 5 days of Massage Therapy. *Infant Behavior and Development, 30*, 557–561.

Holsti, L., Grunau, R.E., Oberlander, T.F., & Whitfield, M.F. (2005). Prior pain induces heightened motor responses during clustered care in preterm infants in the NICU. *Early Human Development, 81*, 293-302.

Hooker, D. (1969). Obstetrics and the general practitioner. *British Medical Journal, 4,* 367.

Humphrey, T., 1978. Functions of the nervous system during prenatal life in Stave U (ed) *Perinatal Physiology*, 651-683, NY: Plenum.

Huntley, G.W. (1997). Differential effects of abnormal tactile experience on shaping representation patterns in developing and adult motor cortex. *The Journal of Neuroscience*, *17,* 9220-9232.

Johnson, M.H., Bolhuis, J.J., & Horn, G. (1985). Interaction between acquired preferences and developing predispositions during imprinting. *Animal Behavior, 33,* 1000-1006.

Johnston, C.C., Stevens, B.J., Yang, F., & Horton, L. (1995). Differential response to pain by very premature neonates. *Pain, 61,* 471-479.

Johnston, C.C., Filion, F., & Nuyt, AM. (2007). Recorded maternal voice for preterm neonates undergoing heel lance. Advances in *Neonatal Care*, *7*, 258-266.

Johnston, C.C., Filion, F., Campbell-Yeo, M., Goulet, C., Bell, L., McNaughton, K., Byron, J., Aita, M., Finley, G.A., & Walker, C.D. (2008). Kangaroo mother care diminishes pain from heel lance in very preterm neonates: a crossover trial. *Pediatrics [BMC Pediatr], 8,* 13.

Keller, A., Weintraub, N.D., & Miyashita, E. (1996). Tactile experience determines the organization of movement representations in rat motor cortex. *NeuroReport, 7,* 2373-2378.

Kenny, P.A., & Turkewitz, G. (1986). Effects of unusually early visual stimulation on the development of homing behavior in the rat pup. *Developmental Psychobiology, 19,* 57-66.

Korner, A.F., Schneider, P. & Forrest, T. (1983). Effects of vestibular-proprioceptive stimulation on the neurobehavioral development of preterm infants: a pilot study. *Neuropediatrics, 14,* 170-175.

Laudert, S., Liu, W.F., Blackinton, S., Perkins, B., Martin, S., Mac-Millan-York, E., & Graven, S. (2007). Implementing potentially better practices to support neurodevelopment of infants in the NICU. Journal of *Perinatology*, *27,* S75-S93 .

Lecanuet, J. P., & Schaal, B. (1996). Fetal sensory competencies. *European Journal of Obstetrics & Gynecology and Reproductive Biology, 68,* 1-23.

Lickliter, R. (2000). The role of sensory stimulation in perinatal development: Insights from comparative research for care of the high-risk infant. Journal of Developmental & *Behavioral Pediatrics*, 21, 437-447.

Liu, W.F., Laudert, S., Perkins, B., Mac-Millan-York, E., Martin, S., & Graven, S. (2007). The development of potentially better practices to support neurodevelopment of infants in the NICU. *Journal of Perinatology, 27,* S48-S74.

Long, J.G., Philip, A.G., & Lucey, J.F. (1980). Excessive handling as a cause of hypoxemia. *Pediatrics, 65*, 203-207.

Mallet, I., Bomy, H., Govaert, N., Goudal, I., Brasme, C., Dubois, A., Boudringhien, S., & Pierrat, V. (2007). Le peau à peau en médecine néonatale : connaissances et attentes des professionnels de santé dans deux unités de néonatologie de niveau III. *Archives de Pédiatrie, 14*, 881-886.

Marlier, L., Gaugler, C., Soussignan, R., Messer, J., & Schaal, B. (2002). *Early discrimination of odor hedonics in preterm newborns.* 15th Biennial Meeting of the European Chemoreception Research Organisation, Erlangen, Allemagne, Juillet 2002.

Marlier, L., Schaal, B., & Soussignan R. (1998a). Neonatal responsiveness to the odor of amniotic and lacteal fluids: A test of perinatal chemosensory continuity. *Child Development, 69,* 611-623.

Marlier, L., Schaal, B., & Soussignan, R. (1998b). Does human milk carry odour cues that are especially attractive to newborns: Breast-fed and bottle-fed infants compared. *Developmental Psychobiology, 33,* 377.

Marlier, L., Schaal, B., Gaugler, C., & Messer, J. (2001). Olfaction in premature newborns: Detection and discrimination abilities two months before gestational term. In A. Marchlewska-Koj, J. Lepri & D. Müller-Schwarze (Eds.), *Chemical Signals in Vertebrates* (Volume 9). Plenum-Klüwer Academic.

Marlier, L., Gaugler, C., & Messer, J. (2005). Olfactory stimulation prevents apnea in premature newborns. *Pediatrics, 115,* 86-88.

Marlier, L., & Schaal, B. (2005). Human newborns prefer human milk: Conspecific milk odor is attractive without postnatal exposure. *Child Development, 76,* 155-168.

Meaney, M.J., Mitchell, J.B., Aitken, D.H., Bhatnagar, S., Bodnoff, S.R., Iny, L.J., & Sarrieau, A. (1991). The effects of neonatal handling on the development of the adrenocortical response to stress: implications for neuropathology and cognitive deficits in later life. *Psychoneuroendocrinology, 16*, 85-103.

Measel, C.P., & Anderson, G.C. (1979). Nonnutritive sucking during tube feeding: effect on clinical course in premature infants. *The Journal of Obstetric, Gynecologic and Neonatal Nursing, 8*, 265-272.

Meier, G.W., & Stuart, J.L. (1959). Effects of handling on the physical and behavioral development of Siamese kittens. *Psychological Reports, 5*, 497-501.

Mellier, D., Bézard, S., & Caston, J. (1997). Etudes exploratoires des relations intersensorielles olfaction-douleur. In B. Schaal (Ed.), *L'odorat chez l'enfant: Perspectives croisées* (numéro thématique). *Enfance, 43*, 98-111.

Melzack, R., & Wall, P.D. (1965). Pain mechanisms: A new theory. *Science, 150,* 971-978.

Melzack, R. (1999). From the gate to the neuromatrix. *Pain, 6,* S121-126.

Mennella, J.A., & Beauchamp, G.K. (1991). Maternal diet alters the sensory qualities of human milk and the nursling's behavior. *The New England Journal of Medicine, 325,* 8-13.

Mennella, J.A., & Beauchamp, G.K. (1997). Mother's milk enhances the acceptance of cereal during weaning. *Pediatric Research, 41*, 188-192.

Mennella, J.A., Jagnow, C.P., & Beauchamp, G.K. (2001). Pre- and post-natal flavor learning by human infants. *Pediatrics, 107*, 1-6.

Meza, V.V., Powell, N.J., & Covington, C. (1998). The influence of olfactory intervention on non-nutritive sucking skills in a premature infant. *Occupational Therapy Journal of Research, 18,* 71-83.

Morison, S. J., Holsti, L., Grunau, R. E., Whitfield, M. F., Oberlander, T. F., Chan, H. W., & Williams, L. (2003). Are there developmentally distinct motor indicators of pain in preterm infants? *Early Human Development, 72*, 131-146.

Newman, L.F. (1981). Social and sensory environment of low birth weight infants in a special care nursery. *Journal of Nervous and Mental Disease, 169*, 448-455.

Nishitani S, Miyamura T, Tagawa M, Sumi M, Takase R, Doi H, Moriuchi H, & Shinohara K. (2009). The calming effect of a maternal breast milk odor on the human newborn infant. *Neuroscience Research, 63*(1), 66-71.

Nyqvist, K.H. (2004). How can kangaroo mother care and high technology care be compatible. *Journal of Human Lactation, 20*, 72-74.

Pauk, J., Kuhn, C., Field, T., & Schanberg, S. (1986). Positive effects of tactile versus kinesthetic or vestibular stimulation on neuroendocrine and ODC activity in maternally deprived rat pups. *Life Sciences, 39*, 2081-2087.

Pfister, R.E., Launoy, V., Vassant, C., Martinet, M., Picard, C., Bianchi, J.E., Berner, M., & Bullinger, A. (2008). Transition de l'alimentation passive à l'alimentation active chez le bébé prématuré. *Enfance, 60*, 317-335.

Pierrat, V., Bomy, H., Courcel, C. et al. (2004). Le peau à peau dans la prise en charge des nouveau-nés de faible poids de naissance. *Journal de Pédiatrie et de Puériculture, 17,* 351-357.

Pihet, S., Mellier, D., Bullinger, A., & Schaal, B. (1997). Réponses comportementales aux odeurs chez le nouveau-né prématuré: étude préliminaire. In B. Schaal (Ed.), L'odorat chez l'enfant: Perspectives croisées, numéro thématique. *Enfance, 43* , 33-46.

Pihet, S., Schaal, B., Bullinger, A., & Mellier, D. (1996). An investigation of olfactory responsiveness in premature newborns. *Infant Behavior Development, ICIS issue: 676.*

Porter, F.L., Wolf, C.M., & Miller, J.P. (1999). Procedural pain in newborn infants: the influence of intensity and development. *Pediatrics, 104*, 1383-1387.

Pratt, K., Nelson, A. & Sun, K. (1930). *Behavior of the newborn infant.* Ohio State University, Contributions in Psychology.

Raddel, P.L., & Gottlieb, G.G. (1992). Developmental intersensory interference: augmented prenatal sensory experience interferes with auditory learning in duck embryos. *Developmental Psychology, 28,* 795-803.

Raimbault, C., Saliba, E., & Porter, R.H. (2007). The effect of the odour of mother's milk on breastfeeding behaviour of premature neonates. *Acta Paediatrica, 96*, 368-371.

Rattaz, C., Goubet, N. & Bullinger, A. (2005). The calming effect of a familiar odor on full-term newborns. *Journal of Developmental and Behavioral Pediatrics, 26,* 86-92.

Riese, M. L. (1998). Patterns of reactivity to an aversive tactile stimulus in full-term and preterm infants. *Merrill-Palmer Quarterly, 44*, 97-113.

Sarnat, H.B. (1978). Olfactory reflexes in the newborn infant. *The Journal of Pediatrics, 92,* 624-626.

Scafidi, F., & Field, T. (1996). Massage therapy improves behavior in neonates born to HIV positive mothers. *Journal of Pediatric Psychology, 21,* 889-898.

Schaal, B. (2005). From amnion to colostrum to milk: Odour bridging in early developmental transitions. In B. Hopkins & S. Johnson (Eds.), *Prenatal Development of Postnatal Functions* (pp. 52-102). Westport, CT: Praeger.

Schaal , B., Montagner, H., Hertling, E., Bolzoni, D., Moyse, A. & Quichon, R. (1980). Les stimulations olfactives dans les relations entre l'enfant et la mère. *Reproduction Nutrition Development, 20*, 843-856.

Schaal, B., & Orgeur, P. (1992). Olfaction in utero: can the rodent model be generalized? *Quarterly Journal of Experimental Psychology, 44B*, 245-278.

Schaal, B., Marlier, L. & Soussignan, R. (1995a). Responsiveness to the odour of amniotic fluid in the human neonate. *Biology of the Neonate, 67,* 397-406

Schaal, B., Orgeur, P., & Rognon., C., (1995b). Odor sensing in the human fetus: anatomical, functional and chemo-ecological bases. In Lecanuet, J.P., Krasnegor, N.A., Fifer, W.A. & Smotherman, W. (Eds.), *Prenatal Development, A Psychobiological Perspective* (pp. 205-237). Hillsdale, NJ: Lawrence Erlbaum.

Schaal, B., Marlier, L., & Soussignan, R. (1998). Olfactory function in the human fetus: evidence from selective neonatal responsiveness to the odor of amniotic fluid. *Behavioral Neuroscience, 112,* 1438-1449.

Schaal, B., Lecanuet, JP., & Granier-Deferre, C. (1999). Sensory and integrative development in the human fetus and perinate: the usefulness of animal models. In M. Haug & R.E. Whalen (Eds.), *Animal Models of Human Emotion and Cognition* (pp. 119-142). Washington, DC: A.P.A.

Schaal, B., Marlier, L., & Soussignan, R. (2000). Human foetuses learn odors from their pregnant mother's diet. *Chemical Senses, 25,* 729-737.

Schaal, B., Coureaud, G., Langlois, D., Giniès, C., Sémon, E., & Perrier, G. (2003). Chemical and behavioural characterization of the rabbit mammary pheromone. *Nature, 424* (6944), 68-72.

Schaal, B., Hummel T., & Soussignan, R. (2004). Olfaction in the fetal and premature infant: functional status and clinical implications. *Clinics in Perinatology, 31,* 261-285.

Schanberg, F., & Field, T. (1987). Sensory deprivation stress and supplemental stimulation in the rat pip and preterm human neonate. *Child Development, 58,* 1431-1447.

Schleidt, M. & Genzel, C., 1990. The significance of mother's perfume for infants in the first weeks of their life. *Ethology* and *Sociobiology, 11,* 145-154.

Senez, C., & Schaal B. (2009). Réactivité chimiosensorielle et alimentation chez l'enfant atteint de handicap. *Médecine et Enfance.*

Shah, P.S., Aliwalas, L.L., & Shah, V. (2006). *Breastfeeding or breast milk for procedural pain in neonates.* Cochrane Database Of Systematic Reviews, Issue 3, CD004950.

Sleigh, M.J., & Lickliter, R. (1995). Augmented prenatal visual stimulation alters postnatal auditory and visual responsiveness in bobwhite quail chicks. *Developmental Psychobiology, 28,* 353-366.

Smotherman, W.P., Robinson, S.R., La Vallée, P.A., & Hennessy, M.B. (1987). Influences of the early olfactory environment on the survival, behavior, and pituitary-adrenal activity of caesarean-delivered preterm rat pups. *Developmental Psychobiology, 20,* 415-423.

Stevens, B., Yamada, J., & Ohlsson, A. (2004). *Sucrose for analgesia in newborn infants undergoing painful procedures.* Cochrane Database Of Systematic Reviews, Issue 2, CD001069.

Stirnimann, F. (1936). Le goût et l'odorat du nouveau-né. *Revue Française de Pédiatrie, 12,* 453-485.

Streri, A., Pownall, T., & Kingerlee, S. (1993). *Seeing, reaching, touching: The relations between vision and touch in infancy.* Cambridge, MA, US: The MIT Press.

Suchecki, D., Rosenfeld, P., & Levine, S. (1993). Maternal regulation of the hypothalamic-pituitary-adrenal axis in the infant rat: the roles of feeding and stroking. *Developmental Brain Research, 75,* 185-192.

Sullivan, R.M., & Toubas, P. (1998). Clinical usefulness of maternal odor in newborns: Soothing and feeding preparatory responses. *Biology of the Neonate, 74,* 402-408.

Sullivan, R.M., Taborsky, S.B., Mendoza, R., Itano, A., Leon, M., Cotman, CW, & Lott, I. (1991). Olfactory classical conditioning in neonates. *Pediatrics, 87,* 511-517.

Suomi, S.J. (1997). Early determinants of behavior: evidence from primate studies. *British Medical Bulletin, 53*, 170-184.

Sweet, A.Y. (1982). Narcotic withdrawal suyndrome in the newborn. *Pediatric Review, 3,* 285-291.

Taddio, A., Shah, V., Gilbert-MacLeod, C., & Katz, J. (2002). Conditioning and hyperalgesia in newborns exposed to repeated heel lances. *Journal of the American Medical Association, 288,* 857-861.

Timor-Tritsch, I. (1978). The effect of external stimuli on fetal behaviour. *European Journal of Obstetrics and Gynecology and Reproductive Biology, 21*: 321-329.

Thoman, E.B., & Ingersoll, E.W. (1993). Learning in premature infants. *Developmental Psychology, 29*, 692-700.

Turkewitz, G., & Kenny, P.A. (1985). The role of developmental limitations of sensory input on sensory/perceptual organization. *Journal of Developmental & Behavioral Pediatrics, 6,* 302-306.

Varendi, H., Christensson, K., Porter, R.H., & Winberg, J. (1998). Soothing effect of amniotic fluid smell in newborn infants. *Early Human Development, 51*, 47-55.

Vergara E.R., & Bigsby R. (2004). *Developmental and therapeutic interventions in the NICU.* Baltimore, MD: Brookes publishing.

Warren, I. (2002). Facilitating infant adaptation: the nursery environment. *Seminars in Neonatology, 7*, 459-467.

Weiss, S.J., Wilson, P., Hertenstein, M.J., & Campos, R. (2000). The tactile context of a mother's caregiving: Implications for attachment of low birth weight infants. *Infant Behavior and Development, 23*, 91-111.

Weiss, S.J., Wilson, P., & Morrison, D. (2004). Maternal tactile stimulation and the neurodevelopment of low birth weight Infants. *Infancy, 5*, 85-107.

Weiss, S. & Wilson, P. (2006). Origins of tactile vulnerability in high risk infants. *Advances in Neonatal Care, 6*(1), 25-36.

Widström, A.M., Marchini, G., Matthiesen, A.S., Werner, S., Winberg, J., & Uvnäs-Moberg, K., (1998). Nonnutritive sucking in tube-fed preterm infants: effects on gastric motility and gastric content. *Journal of Pediatric Gastroenterology & Nutrition, 7,* 517-523.

Collection Troubles du développement psychologique et des apprentissages
Le développement de l'enfant né prématuré
Daniel Mellier (Ed.)
Solal éditeur, Marseille - 2011.

A. BORGHINI [1]

L'ENFANT PRÉMATURÉ : DE LA SOUFFRANCE PARENTALE AU DEVENIR DE L'ENFANT

Aujourd'hui, en Europe, près d'un enfant sur 10 naît prématurément (naissance avant 37 semaines de gestation) et un enfant sur 100 est un grand prématuré (naissance avant 32 semaines de gestation) ou un enfant avec un très petit poids de naissance (< 1 500 grammes). Il s'agit de bébés à risque non seulement quant à leur survie (seuls trois enfants sur quatre parmi les moins de 1 500 grammes vont vivre) mais aussi quant à leur devenir puisqu'un grand prématuré sur quatre va présenter une atteinte neurosensorielle ou neuromotrice (Bucher *et al.*, 2003).

Bien que la politique de prévention des accouchements prématurés est, de manière générale, efficacement développée dans la plupart des pays, l'incidence de la prématurité reste quasi stable ou en augmentation légère. La situation actuelle tient aux progrès techniques en médecine néonatale qui, d'une part, ont permis de sauver des enfants toujours plus petits et immatures (Fanaroff *et al.*, 2003), d'autre part, autorisent la détection toujours plus fine des complications de la grossesse et de la souffrance fœtale ou maternelle. Cela a conduit à l'augmentation des naissances prématurées induites ou "thérapeutiques" où les chances de survie de l'enfant sont plus grandes une fois né que *in utero* (Alexander & Slay, 2002 ; Lumley, 2003). Le nombre croissant des naissances prématurées résulte aussi des pratiques de procréation médicalement assistée et des naissances multiples, qui constituent l'un des facteurs majeurs de risque de prématurité (Kramer, 1998). Enfin, les grossesses devenues plus fréquentes chez les femmes de plus de 35 ans sont un facteur d'accroissement du taux de naissances prématurées (Blondel *et al.*, 2005).

1. Psychologue associée, Responsable des recherches en périnatalité, SUPEA Unité de recherche, Lausanne. Ayala.Borghini@chuv.ch

La prématurité se pose ainsi comme un enjeu de société et une question importante de santé publique, non seulement en raison des risques répertoriés dans la littérature concernant les troubles du développement cognitif de l'enfant, mais aussi parce que cet événement provoque un stress intense chez les parents, dont les effets directs et indirects sur la relation parents-enfant et sur le développement affectif de l'ancien prématuré sont encore mal connus.

LE RÔLE DE L'ENVIRONNEMENT

La majorité des travaux concernant le devenir de l'enfant prématuré met en évidence que les risques de troubles du développement sont exacerbés lorsque le contexte environnemental n'est pas favorable. Robson et Pederson (1997) montrent, par exemple, que le déficit d'attention de l'ancien prématuré est expliqué à la fois par des facteurs liés aux caractéristiques biomédicales de l'enfant et par des facteurs environnementaux liés aux caractéristiques familiales. Comme on peut s'y attendre, le cumul de risques organiques et psychosociaux majore un pronostic négatif (Laucht *et al.*, 1997). Ainsi, le retard cognitif des enfants à haut risque biologique peut être compensé dans un environnement familial et social suffisamment stimulant, tandis que les profils de développement cognitif restent bas et stables quand les enfants à haut risque biologique sont issus d'un milieu socio-économique défavorisé et qu'ils reçoivent peu de stimulations environnementales (Weisglas-Kuperus *et al.*, 1993). Le rôle de l'environnement s'avère ainsi crucial pour comprendre la nature des risques qu'encourent les enfants nés prématurés.

De la même façon, les études faisant le lien entre la qualité de la parentalité et le développement cognitif et social de l'enfant ancien prématuré (Landry *et al.,* 2000), montrent que le risque biologique, qui représente un challenge pour ses parents, est moins déterminant dans un environnement caractérisé par une responsivité parentale chaleureuse et une sécurité émotionnelle élevée (Landry *et al.*, 2006). Les difficultés émotionnelles des parents dans l'établissement du lien à l'enfant doivent, par conséquent, être mieux comprises et prises en charge afin de leur permettre d'offrir à leur enfant cet environnement favorable.

Les facteurs de risques environnementaux se manifestent en premier lieu par les carences psychosociales chez des familles particulièrement démunies sur le plan socio-économique. Mais la naissance prématurée peut aussi affecter lourdement l'environnement familial sur le plan émotionnel et ainsi fragiliser le soutien apporté par ce dernier au développement du jeune enfant né prématuré. La naissance prématurée place, en effet, les parents dans un contexte de stress émotionnel intense (Meyer *et al.*, 1995 ; Thomas *et al.*, 2004 ; Carter *et al.*, 2005 ; Shaw *et al.*, 2006 ; Kaaresen *et al.*, 2006) alimenté en partie par la détresse liée à la situation biomédicale du bébé et à la menace d'éventuelles séquelles, présentes jusqu'à la fin de l'hospitalisation et encore au-delà. L'apparence physique du prématuré, éloignée du bébé imaginé par le parent, est aussi peu rassurante (Raeside, 1997 ; Docherty *et al.*, 2002 ; Holditch-Davis & Miles, 2000). L'immaturité des systèmes d'adaptation de l'enfant, de même que l'environnement technique et les soins dont il est l'objet, appauvrissent considérablement les contacts et les échanges avec son entourage. Les parents peuvent ainsi se sentir privés de ces échanges, en décalage et en retrait par rapport au rôle de l'équipe médicale, dépossédés de leur rôle de parents (Borghini, 2008). Il est alors courant d'observer des états de grande détresse émotionnelle chez les parents d'enfants nés prématurés (Davis *et al.*, 2003), même si on rencontre aussi des parents apparemment peu affectés par cet événement (Greco *et al.*, 2005).

Malgré la prise de conscience des équipes quant à la détresse parentale et aux efforts pour encadrer et soutenir toujours plus efficacement les familles confrontées à cet événement (Als, 1986; Lindsay *et al.*, 1993; Preyde & Ardal, 2003; Borghini & Forcada-Guex, 2004), la souffrance des parents, même déniée par ceux-ci, peut se prolonger de longs mois et aboutir à l'apparition d'un état de stress post-traumatique (DeMier *et al.*, 2000; Kersting *et al.*, 2004; Jotzo & Poets, 2005). Cette souffrance parentale peut retentir négativement sur la qualité de la relation parents-enfant ainsi que sur le développement du bébé. Des recherches ont ainsi mis en évidence que l'anxiété ou des symptômes dépressifs apparaissant chez la mère dans les premiers temps suite à la naissance prématurée, s'avèrent nettement associés à une baisse de la qualité des interactions parents-enfant au cours de la première année de vie de l'enfant (Wijnroks, 1999; Zelkowitz & Papageorgiou, 2005), à de moins bonnes compétences sociales (Landry *et al.*, 2002) et à de moins bons scores aux échelles de développement dans la petite enfance (Singer *et al.*, 1999). On note tout particulièrement que les mères d'enfants grands prématurés ont tendance à être surstimulantes, plus actives et intrusives dans l'interaction sociale avec l'enfant, tenant moins compte que les mères d'enfants nés à terme de ses capacités et, tout particulièrement, de leur évolution au cours du temps (Minde *et al.*, 1985; Barnard, Bee & Hammond, 1984). L'ajustement de l'entourage à l'enfant est plus difficile à réaliser dans le cas des naissances prématurées. Néanmoins, de nombreux auteurs indiquent aussi que, notamment dans les situations des familles au comportement stimulant, les attitudes maternelles peuvent revêtir un effet de compensation des difficultés de l'enfant prématuré souvent décrit comme moins « responsif » que l'enfant né à terme (Shermann-Eizirik, 1997).

QUALITÉ DE LA PARENTALITÉ ET DÉVELOPPEMENT DE L'ENFANT PRÉMATURÉ : UNE ÉTUDE LAUSANNOISE

Entre 1998 et 2002, une centaine de familles ont été suivies entre 0 et 18 mois dans le cadre d'une étude longitudinale sur le devenir de la prématurité concernant à la fois le développement de l'enfant et la qualité de la relation parents-enfant[2]. Parmi ces familles, les deux tiers avaient été confrontées à la naissance d'un enfant grand prématuré né à moins de 32 semaines de gestation, le tiers restant formant le groupe contrôle d'enfants nés à terme sans par-

2. Projet de recherche financé par le Fonds National Suisse de recherche scientifique 1998-2002 SNF n°: 32-49712-96: "Parental representations and outcomes of prematurity: a neurodevelopmental and psychoaffective approach".

ticularités. Les enfants inclus dans cette recherche ne devaient pas présenter de séquelles neuromotrices ou neurosensorielles graves afin d'exclure les difficultés relationnelles et émotionnelles parentales clairement induites par la situation de handicap de l'enfant.

La recherche s'est intéressée à mieux comprendre quelles pouvaient être les difficultés relationnelles et émotionnelles rencontrées par les parents dans la relation avec leur bébé au cours des 18 premiers mois de vie de l'enfant. Il s'agissait également de mettre en lien l'intensité de ces difficultés relationnelles et émotionnelles parentales avec le devenir de l'enfant d'un point de vue neurodéveloppemental et socio-émotionnel.

Les parents ont participé à des entretiens approfondis permettant d'explorer leurs représentations et perceptions à propos de leur enfant. Des séquences interactives mères-bébé ont été filmées et analysées. Les parents ont répondu à de nombreux questionnaires s'intéressant à des sujets aussi variés que les difficultés alimentaires ou le sommeil du bébé, les signes de stress post-traumatique parentaux, les symptômes maternels de dépression et d'anxiété ou le sentiment de compétence parentale.

Les résultats obtenus ont fait l'objet de plusieurs publications (Pierrehumbert *et al.,* 2003; 2004; 2005; Muller-Nix *et al.*, 2001; 2004; Forcada-Guex *et al.*, 2006; Borghini *et al.*, 2006; Borghini & Muller-Nix, 2008; Borghini, 2008) qui s'accordent pour conclure que près de la moitié des mères d'enfants nés prématurés présentent des signes de stress post-traumatique dans les mois qui suivent la naissance de leur enfant (Pierrehumbert *et al.*, 2004). Ces signes ont été évalués par le biais d'un questionnaire de stress post-traumatique périnatal (PPQ, Quinnell & Hynan, 1999). Lorsque les mères manifestent de tels signes, il est alors plus fréquent que les enfants développent des troubles psychofonctionnels comme des difficultés alimentaires alors que ces mêmes troubles ne sont pas corrélés à la gravité de la prématurité (Pierrehumbert *et al.,* 2003).

Dans le cadre de cette même recherche, Borghini (Borghini *et al.*, 2006; Borghini, 2008) a exploré la qualité des représentations de la mère à propos de l'enfant par le biais d'un entretien semi-structuré et d'une méthode de codage des représentations parentales: le Working Model of the Child Interview (WMCI, Zeanah *et al.*, 1995). Cette méthode a permis de mettre en évidence que les mères présentant des signes élevés de stress post-traumatique suite à la prématurité, montrent clairement une distorsion des représentations à l'égard de leur enfant et de la relation avec lui. Ainsi, alors que ces mères sont très impliquées envers leur enfant, cette implication semble infiltrée d'émotions négatives, d'anxiété, de colère et de culpabilité. Lors des entretiens, comparées aux mères qui ne manifestent pas de scores élevés de stress post-traumatique, ces mères sont plus facilement envahies émotionnellement, elles sont aussi plus avides relationnellement et donnent une évaluation plus négative de leur situation. Elles évoquent également plus de signes de dépression, se montrent plus préoccupées par ce qui concerne leur enfant et trouvent qu'elles manquent de soutien de la part de leur partenaire.

L'analyse des films des interactions aboutit à conclure que les mères présentant ces signes de stress post-traumatique se montrent moins sensibles et plus contrôlantes dans l'interaction avec leur enfant, elles cherchent plus fréquemment à diriger le jeu, semblent vérifier les performances de leur enfant et se montrent moins à l'écoute des signaux de celui-ci (Muller-Nix *et al.*, 2004 ; Forcada-Guex *et al.*, 2006).

En ce qui concerne les mères avec peu ou pas de signes de stress post-traumatique, on note que leurs représentations se manifestent plus fréquemment sur un mode « désengagé ». Leurs discours sont plutôt superficiels et caractérisés par une certaine indifférence et par un manque d'évocation persistant. Elles ont plutôt tendance à se décrire et à décrire leur enfant de manière positive, sans nuance.

Il semble ainsi que la survenue de signes de stress post-traumatique suite à une naissance prématurée peut venir affecter la qualité de la parentalité et le développement de l'enfant à différents niveaux comme les représentations parentales ou les interactions précoces. De même, dans le cadre de cette étude lausannoise exempte d'enfants avec de lourdes séquelles dues à la prématurité, un modèle d'équations structurales développé par Borghini (2008) a permis de montrer que le quotient de développement de l'ancien prématuré dans les deux premières années de vie n'est pas prédit par la gravité de la prématurité mais plutôt par la qualité des interactions mère-enfant ; cette dernière étant elle-même prédite par l'absence de signes de stress post-traumatique chez la mère et l'absence d'une distorsion de ses représentations à propos de son enfant. Cette étude a ainsi pu montrer que les enfants coopérants ayant des mères sensibles dans l'interaction ont statistiquement plus de chances de présenter un quotient intellectuel plus élevé que les enfants moins coopérants dans l'interaction (Borghini, 2008).

En conclusion, lors d'une naissance prématurée, la transition vers une parentalité harmonieuse peut se trouver lourdement affectée. La construction des premiers liens peut être bouleversée par cette naissance à risque qui vient mobiliser douloureusement la cellule familiale. Un événement de la sorte est triplement générateur de traumatismes : chez l'enfant, par l'exposition obligée aux soins et au stress ; chez les parents, par les angoisses, les peurs et l'incertitude entraînées par les troubles potentiels ou réels du bébé ; enfin, sur la relation parents-enfant, par les obstacles à la construction du lien qu'il génère. Les implications de la prématurité concernant l'enfant et son devenir sont intrinsèquement liées à la manière dont les parents vivent et surmontent cet événement. Un grand nombre d'études montrent, en effet, à quel point les facteurs environnementaux ont un rôle important à jouer concernant le devenir du prématuré, son insertion dans la vie sociale, le développement de ses compétences tant cognitives qu'émotionnelles. Les études menées à Lausanne, concernant l'impact d'un stress post-traumatique parental, suite à la naissance prématurée, sur la qualité de la relation parents-enfant, ainsi que sur le développement de l'enfant, vont dans ce sens et confirment le rôle primordial des facteurs environnementaux dans le devenir de la prématurité.

RÉFÉRENCES

Alexander, G.R. & Slay, M. (2002). Prematurity at birth: Trends, racial disparities, and epidemiology. *Mental Retardation and Developmental Disabilities Research Reviews, 8*(4), 215-220.

Als, H. (1986). A synactive model of neonatal behavioral organization: Framework for the assessment of neurobehavioral development in the premature infant and for support of infants and parents in the neonatal intensive care environment. *Special issue: The high-risk neonate: Developmental therapy perspectives. Physical and Occupational Therapy in Pediatrics, 6*(3/4), 3-55.

Barnard, K.E., Bee, H.L. & Hammond, M.A. (1984). Developmental changes in maternal interactions with term and preterm infants. *Infant Behavior and Development, 7*, 101-113.

Blondel, B., Supernant, K., Du Mazaubrun, C., Bréart, G., Vilain, A., De Peretti, C. & Herbet, J.B. (2005). La situation périnatale en France en 2003. Premiers résultats de l'Enquête national périnatale. *Etudes et Résultats, 383.* Disponible sur le site: http://www.informationhospitaliere.com/voirDepeche.php?id=7011. Page consultée le 12 juillet 2007.

Borghini, A. (2008). *The effects of prematurity on parenthood. Doctoral Dissertation.* Faculty of Psychology, University of Geneva.

Borghini A. & Forcada Guex M. (2004). L'observation du bébé prématuré: un travail conjoint parents-spécialistes. *Psychoscope, 5*(25), 20-22.

Borghini A. & Muller-Nix C. (2008). *Un étrange petit inconnu. La rencontre avec l'enfant prématuré.* Editions ERES, coll 1001 bébés.

Borghini, A., Pierrehumbert, B., Muller Nix, C., Forcada Guex, M. & Ansermet, F. (2006). Mother's attachment representations of their premature infant, 6 and 18 months after the birth. *Infant Mental Health Journal, 27*(5), 494-508.

Bucher, H.U., Ochsner, Y. & Fauchère, J.-C. (2003). Two years outcome of very preterm and very low birthweight infants in Switzerland. *Swiss Medical Weekly, 133*, 93-99.

Carter, J.D., Mulder, R.T., Bartram A.F. & Darlow, B.A. (2005). Infants in a neonatal intensive care unit: Parental response. *Archives of Disease in Childhood Fetal & Neonatal Edition, 90*(2), F109-113.

Davis, L., Edwards, H., Mohay, H. & Wollin, J. (2003). The impact of very premature birth on the psychological health of mothers. *Early Human Development, 73*(1-2), 61-70.

DeMier, R.L., Hynan, M.T., Hatfield, R., Varner, M., Harris, H.B. & Manniello, R.L. (2000). A measurement model of perinatal stressors: Identifying risk for postnatal emotional distress in mothers of high-risk infants. *Journal of Clinical Psychology, 56*(1), 89-100.

Docherty, S.L., Miles, M.S., Holditch-Davis, D. (2002). Worry about child health in mothers of hospitalized medically fragile infants. *Advance in Neonatal Care, 2*(2), 84-92.

Doyle, L.W. (2001). Outcome at 5 years of age of children 23 to 27 week's gestation: refining the prognosis. *Pediatrics, 108*, 134-141.

Fanaroff, A.A., Hack, M. & Walsh, M.C. (2003). The NICHD Neonatal Research Network: changes in practice and outcomes during the first 15 years. *Seminars in Perinatology, 2*, 281-287.

Forcada Guex, M., Pierrehumbert, B., Borghini, A., Moessinger, A. & Muller-Nix, C. (2006). Early dyadic patterns of mother-infant interactions and outcomes of prematurity at 18 months. *Pediatrics, 118*(1), 107-114.

Greco, L., Heffner, M., Poe, S., Ritchie, S., Polak, M., Lynch, S. (2005). Maternal adjustement following preterm birth: contributions of experiential avoidance. *Behavior therapy, 36*, 2, 177-184.

Holditch-Davis, D. & Miles, M.S. (2000). Mothers' stories about their experiences in the neonatal intensive care unit. *Journal of Neonatal Nursing, 19*(3), 13-21.

Jotzo, M. & Poets, C. (2005). Helping parents cope with trauma of premature birth: an evaluation of trauma-preventive psychological intervention. *Pediatrics, 115*(4), 915-919

Kaaresen, P.I., Ronning, J.A., Ulvund, S.E. & Dahl, L.B. (2006). A randomized, controlled trial of the effectiveness of an early-intervention program in reducing parenting stress after preterm birth. *Pediatrics, 118*(1), e9-19.

Kersting, A., Dorsch, M., Wesselmann, U., Ludorff, K., Witthaut, J., Ohrmann, P., Hornig-Franz, I., Klockenbusch, W., Harms, E. & Arolt, V. (2004). Maternal posttraumatic stress response after the birth of a very low-birth-weight infant. *Journal of Psychosomatic Research, 57*(5), 473-476.

Kramer, M.S. (1998). Preventing preterm birth: Are we making progress? *Prenatal & Neonatal Medicine, 3*, 10-12.

Landry, S.H., Smith, K.E., Swank, P.R., & Miller-Loncar, C.L. (2000). Early maternal and child influences on children's later independent cognitive and social functioning. *Child Development, 71*(2), 358-375.

Landry, S.H., Smith, K.E. & Swank, P.R. (2002). Environmental effects on language development in normal and high-risk child populations. *Seminars in Pediatric Neurology, 9*(3), 192-200.

Landry, S.H., Smith, K.E., & Swank, P.R. (2006). Responsive parenting: establishing early foundations for social, communication, and independent problem-solving skills. *Developmental Psychology, 42*(4), 627-642.

Laucht, M., Esser, G. & Schmidt, M.H. (1997). Developmental outcome of infants born with biological and psychological risks. *Journal of Child Psychology and Psychiatry, 38*, 843-853.

Lindsay J.K., Roman, L., De Wys, M., Eager, M., Levick, J. & Quinn, M. (1993). Creative caring in the NICU: Parent to parent support. *Neonatal Network, 12*, 37-44.

Lumley, J. (2003). Defining the problem: the epidemiology of preterm birth. *British Journal of Obstetrics and Gynaecology, 110* (suppl 20), 3-7.

Meyer, E.C., Garcia, C.T., Seifer, R., Ramos, A., Kilis, E. & Oh, W. (1995). Psychological distress in mothers of preterm infants. *Developmental and Behavioral Pediatrics, 16*(6), 412-417.

Minde, K., Perrotta & M., Marton, P. (1985). Maternal caretaking and play with full-term and premature infants. *Journal of Child Psychology and Psychiatry, 26*, 231-244.

Muller Nix, C., Nicole, A., Forcada Guex, M. & Ansermet, F. (2001). Prématurité, représentations et traumatisme parental. *Revue Médicale de la Suisse Romande, 121*, 241-246.

Muller-Nix, C., Forcada-Guex, M., Pierrehumbert, B., Jaunin, L., Borhghini, A. & Ansermet, F. (2004). Prematurity, maternal stress and mother-child interactions. *Early Human Development, 79*, 145-158.

Pierrehumbert, B., Nicole, A., Forcada Guex, M., Jaunin, L., Gamba, S., Muller Nix, C., & Ansermet, F. (2003). Parental post-traumatic reactions after premature birth; implications on sleeping and eating problems. *Archives of Disease in Childhood, 88*(5), F 400-404.

Pierrehumbert, B., Nicole, A., Muller Nix, C., Forcada Guex, M. & Ansermet, F. (2004). Validation française d'un questionnaire de stress post-traumatique destiné aux parents d'enfants présentant un risque périnatal élevé. *Annales Medico-Psychologiques, 162*(9), 711-721.

Pierrehumbert, B., Miljkovitch, R. & Borghini, A. (2005). Compétence auto-réflexive et désorganisation de la narration. In B. Golse et S. Missonnier (Eds), *Récit attachement et psychanalyse* (pp. 85-100). Paris : Editions ERES.

Preyde, M. & Ardal, F. (2003). Effectiveness of a parent « buddy » program for mothers of very preterm infants in a neonatal intensive care unit. *CMAJ, 15*, 168(8), 969-973.

Quinnell, F.A. & Hynan, M. (1999). Convergent and discriminant validity of the perinatal PTSD questionnaire (PPQ) : a preliminary study. *Journal of Traumatic Stress, 12*(1), 193-199.

Raeside, L. (1997). Perceptions of environmental stressors in the neonatal unit. *British Journal of Nursing, 6*(16), 914-923.

Robson, A.L. & Pederson, D.R. (1997). Predictors of individual differences in attention among low birth weight children. *Developmental and Behavioral Pediatrics, 18*, 13-21.

Saigal, S., Rosenbaum, P.L., Feeny, D., Burrows, E., Furlong, W., Stoskopf, B.L. & Hoult, L. (2000). Parental perspectives of the health status and health-related quality of life of teen-aged children who were extremely low birth weight and term controls. *Pediatrics, 105*(3), 569-574.

Shaw, R.J., Deblois, T., Ikuta, L., Ginzburg, K., Fleisher, B. & Koopman, C. (2006). Acute stress disorder among parents of infants in the neonatal intensive care nursery. *Psychosomatics, 47*(3), 206-212.

Shermann-Eizirik, L. (1997). Interaction between mothers and infants born at risk during the first six months of corrected age. *Acta Paediatrica, 86*(8), 864-872.

Singer, L.T., Salvator, A., Guo, S., Collin, M., Lilien, L. & Baley, J. (1999). Maternal psychological distress and parenting stress after the birth of a very low-birth-weight infant. *The Journal of the American Medical Association, 281*(9), 799-805.

Thomas, K.A. Renaud, M.T. Depaul, D. (2004). Use of the parenting stress index in mothers of preterm infants. *Advances in Neonatal Care, 4*(1), 33-41.

Weisglas-Kuperus, N., Baerts, W., Smrkovsky, M. & Sauer, P.J.J. (1993). Effects of biological and social factors on the cognitive development of very low birth weight children. *Pediatrics, 92*(5), 658-665.

Wijnroks, L. (1999). Maternal recollected anxiety and mother-infant interaction in preterm infants. *Infant Mental Health Journal, 20*(4), 393-409.

Zeanah, C.H. & Benoit, D. (1995). Clinical applications of a parent perception interview in infant mental health. *Child and Adolescent Psychiatric Clinics of North America, 4*, 539-554.

Zelkowitz, P. & Papageorgiou, A. (2005). Maternal anxiety : An emerging prognostic factor in neonatology. *Acta Paediatrica, 94*(12), 1704-1705.

Collection Troubles du développement psychologique et des apprentissages

Le développement de l'enfant né prématuré
Daniel Mellier (Ed.)
Solal éditeur, Marseille - 2011.

R. TESSIER [1]
L. NADEAU [2]
N. CHARPAK [3]

LA PRÉMATURITÉ : Y SURVIVRE ET S'EN GUÉRIR

LA PRÉMATURITÉ, UN ENJEU MAJEUR DE SANTÉ PUBLIQUE

Une naissance prématurée, c'est-à-dire survenant avant 37 semaines complètes de gestation (WHO, 1992), est une des complications les plus fréquentes de la grossesse et est responsable de 28 % des décès d'enfants (toute naissance confondue) durant les 7 premiers jours de vie (Lawn *et al.*, 2006). Le taux de prématurité moyen dans le monde est estimé à 9,6 % pour un total annuel de près de 13 millions de nouveau-nés (Beck *et al.,* 2010). Au Canada, comme dans la plupart des pays technologiquement développés (Callaghan *et al.*, 2006), ce taux a augmenté régulièrement depuis 20 ans, passant de 6.4 % en 1989 à 8,1 % en 2008. La lenteur, voire l'inefficacité à réduire la progression des naissances prématurées est sans doute attribuable en partie au manque de précision des modèles de prédiction, à notre centration sur les interventions curatives et à l'absence de stratégies préventives dans ce secteur de santé publique. De plus, d'autres issues négatives de grossesse (retard de croissance intra utérin, pré-éclampsie) sont associées à la prématurité qui, sans en être la cause, augmentent le risque de morbidité post-natale à court et à long

1. Ecole de psychologie, Faculté des Sciences Sociales et Centre Hospitalier Universitaire de Québec (CHUQ), Université Laval, Québec, Canada ; et Centre de Recherche en Développement Humain (CRDH) ; Université Concordia, Montréal, Canada. Rejean.tessier@psy.ulaval.ca

2. Département de réadaptation, Faculté de médecine, et Centre Interdisciplinaire de Recherche en Réadaptation et Intégration Sociale (CIRRIS), Université Laval, Québec, Canada.

3. Kangaroo Foundation, Bogota, Colombia.

terme. Bien que l'on ait déjà identifié un grand nombre de facteurs pouvant en partie expliquer la prématurité (conditions médicales du fœtus ou de la mère, facteurs génétiques, environnementaux, socio-économiques), la prématurité reste une énigme et on ignore souvent jusqu'à quel point ces facteurs agissent isolément ou en interaction.

LES CONSÉQUENCES DE LA PRÉMATURITÉ : ENFANCE ET ADOLESCENCE

Des résultats issus de méta-analyses sur les études observationnelles ont conclu que les sujets issus de naissance prématurée ou de faible poids présentent des déficits cognitifs (Aylward, 1989 ; Aylward, 2005), de plus pauvres performances académiques (Hack *et al.*, 2002 ; Pharoah *et al.*, 2003), des problèmes attentionnels (Rose *et al.*, 2005) et moins d'habiletés sociales (Hoy *et al.*, 1992 ; Nadeau *et al.*, 2001) que leurs pairs nés à terme. A l'âge scolaire, les prématurés sont décrits comme ayant moins de compétence sociale (Dahl *et al.*, 2006). Ils sont plus souvent victimisés (Nadeau *et al.*, 2004). Leurs professeurs, à l'adolescence, les décrivent comme plus rejetés socialement (Rickards *et al.*, 2001), et moins attentifs. Bref, durant l'enfance et l'adolescence, les grands prématurés et/ou de faible poids de naissance doivent constamment faire face à des difficultés d'adaptation à leur environnement et sont jugés à risque pour leur développement cognitif et social.

CONSÉQUENCES À L'ÂGE ADULTE

À l'âge de jeune adulte, les problèmes de comportement et d'adaptation sociale persistent lorsque ce sont les parents ou les professeurs qui les évaluent (Johnson *et al.*, 2003 ; Saigal *et al.*, 2003 ; Hack *et al.*, 2004 ; Indredavik *et al.*, 2005 ; Dahl *et al.*, 2006). Par contre, lorsque ce sont les jeunes adultes (nés prématurés ou de faible poids) qui s'autoévaluent, les différences avec leurs pairs nés à terme disparaissent pour ce qui est de leur estime de soi (Saigal *et al.*, 2002) et de leur qualité de vie en général (Bjerager *et al.*, 1995 ; Saigal *et al.*, 1996 ; Saigal *et al.*, 1999 ; Dinesen & Greisen, 2001 ; Tideman *et al.*, 2001 ; Cooke, 2004 ; Gardner *et al.*, 2004 ; Dahl *et al.*, 2006 ; Hack, 2006 ; Saigal *et al.*, 2006). Ces données sont très consistantes et confirment des différences importantes entre les autoévaluations et les évaluations faites par des observateurs externes. Ces différences de perception ne sont pas, à ce jour, expliquées. Nous émettons ici l'hypothèse d'un biais de perception qui s'est graduellement développé chez les grands prématurés dans un but de protection et de normalisation. Ces autoévaluations positives seraient le résultat d'une recherche d'équilibre (principe d'homéostasie) avec le milieu extérieur : selon ce principe, lorsque, sous l'influence de variations du milieu extérieur, une condition de la personne s'écarte de sa valeur normale, s'enclenchent des mécanismes régulateurs (régulations par rétroaction : idée déjà développée par Claude Bernard au siècle dernier et reprise et démontrée maintes fois par la suite ; Gregory, 2007). Ces mécanismes régulateurs peuvent être d'ordre physiologique et/ou cognitif. Dans les deux cas, l'organisme fait des ajustements progressifs en fonction des obstacles rencontrés, de manière à rétablir son équilibre interne. Etant donné le grand nombre de difficultés rencontrées par ces enfants durant leur croissance, nous suggérons que les jeunes adultes nés prématurés ont appris à faire des ajustements graduels pour arriver à faire face à ces difficultés. Il n'en demeure pas moins toutefois que ces derniers sont rapportés comme ayant un risque plus élevé de pathologies diverses à l'âge adulte (Wang *et al.*, 2004).

FACTEURS D'INCIDENCE ET MARQUEURS DE CONSÉQUENCES

Comment expliquer l'étendue et la gravité des conséquences d'une naissance prématurée ? L'idée principale est que les facteurs attribuables à l'incidence de la prématurité sont aussi responsables des conséquences. Les maladies intra-utérines, les dysfonctions génétiques et les pressions environnementales de tous ordres durant la grossesse impriment des modifications dans le rythme et le processus de croissance de l'embryon et du fœtus. A la naissance, plusieurs fonctions vitales sont compromises, mais les soins intensifs issus de la haute technologie ont graduellement permis la survie des enfants de plus en plus tôt.

Toutefois, le cerveau aussi est prématuré et ne peut être réparé par les mêmes techniques. Bien au contraire, on a abondamment démontré que les stimulations extrêmes (bruit, lumière intense, douleurs) provoquées par l'utilisation de ces outils de survie peuvent même en augmenter les dommages ou empêcher son développement normal. La recherche s'est en conséquence orientée vers les dommages cérébraux possiblement causés par les conditions intra-utérines négatives. Les premiers travaux importants ont été testés à partir de modèles animaux.

A partir d'une volumineuse quantité de travaux scientifiques effectués chez les animaux (principalement les rats et les primates) nous savons que le stress prénatal induit par des conditions intra utérines adverses chez la mère et le fœtus modifie le développement neurologique et moteur des petits (Weinstock, 2005) suggérant un effet de programmation prénatale[4] (Huizink *et al.*, 2004 ; Ward *et al.*, 2004) dont les conséquences se mesurent à court et à long terme (Schneider *et al.*, 1999 ; Roberts *et al.*, 2004) sur la régulation du système hypothalamo-pituitaire-adrénal (HPA) et sur les capacités d'adaptation ultérieures à des situations de stress (Bugental *et al.*, 2003). On a, de plus, trouvé que des niveaux élevés de ces hormones (glucocorticoïdes) diminuent la plasticité de l'hippocampe (Uno *et al.*, 1989) et le nombre de connexions synaptiques (Watanabe *et al.*, 1992), ce qui est associé à une diminution des capacités mnémoniques à long terme (McEwen, 1999). Ces résultats ont aussi été retrouvés chez les humains âgés (Lupien *et al.*, 1998).

4. L'expression "programmation prénatale" réfère à un processus selon lequel une exposition de la mère à des difficultés durant des périodes critiques du développement fœtal se traduit par une modification structurale permanente de certaines fonctions cérébrales de l'enfant.

CHEZ LES HUMAINS, DEUX QUESTIONS

Est-ce à dire que les effets de l'expérience prénatale se manifestent aussi chez les humains et selon quels mécanismes biologiques ou psychologiques ? Et, si oui, est-ce que l'enfant prématuré est capable de récupérer les dommages subis à la suite de l'exposition prénatale au stress ou à d'autres formes de privations et y a-t-il des programmes d'intervention efficaces pour diminuer l'impact de telles expériences chez les grands prématurés ?

LES FACTEURS INTRA-UTÉRINS DE LA PRÉMATURITÉ

Largement inspirés des modèles animaux sur la programmation prénatale, plusieurs travaux portent actuellement sur des mécanismes physiologiques responsables, à court et à long terme, des modalités d'adaptation des personnes nées très prématurées. Ces études portent sur l'influence des facteurs prénataux de nature psychosociale, nutritionnelle, endocrinienne et pharmacologique (drogues prescrites et non prescrites) sur le développement du fœtus et, ultérieurement, de l'enfant en période postnatale. Les quelques études qui ont porté sur le développement des enfants ont trouvé des liens entre le stress prénatal, en milieu et fin de grossesse, et un tempérament plus difficile de l'enfant (Gutteling *et al.*, 2005), des problèmes de comportement ou des troubles émotifs et des retards de développement cognitifs et moteurs (De Weerth *et al.*, 2005), ainsi que des risques plus élevés de psychopathologie à long terme (De Weerth *et al.*, 2003). L'idée que des variations dans l'environnement fœtal puissent avoir des effets à long terme sur le développement de l'enfant est ainsi devenue progressivement de mieux en mieux acceptée par la communauté scientifique (O'Connor *et al.*, 2002).

UNE SUSCEPTIBILITÉ PHYSIOLOGIQUE ACCRUE CHEZ LE PRÉMATURÉ

Les travaux précédents suggèrent que des conditions difficiles de grossesse agissent sur le fœtus dans le sens d'une augmentation du risque (susceptibilité) de réaction inappropriée dans des conditions difficiles ou stressantes durant l'enfance ou l'âge adulte (Stewart *et al.*, 1999 ; Kajantie *et al.*, 2002 ; Gutteling *et al.*, 2005 ; Hack *et al.*, 2005 ; Wust *et al.*, 2005). On a ainsi observé un taux plus élevé de concentration de cortisol salivaire chez des adultes nés de faible poids (Levitt *et al.*, 2000 ; Seckl, 2004). Ces résultats, bien qu'inconsistants, existent aussi en regard de la prématurité (Kajantie *et al.,* 2002 ; Walker, 2004 ; Kajantie *et al.*, 2005 ; Wust *et al.*, 2005 ; Kajantie & Phillips, 2006). Dans le même sens, il existe une relation inverse entre le poids de naissance et une augmentation de la tension artérielle en réponse à un stress psychologique (Ward *et al.*, 2004). Bien que l'hypothèse de la programmation prénatale n'ait pas encore été clairement démontrée chez les humains, les données sur le fonctionnement physiologique (système HPA et cardiovasculaire) laissent présager une susceptibilité physiologique accrue, se manifestant par un taux de concentration de cortisol salivaire et une pression sanguine plus élevés chez les grands prématurés devenus adultes que chez les jeunes adultes nés à terme.

FACTEURS CONFONDANTS

Les effets du stress psychologique et physiologique subi par la mère durant la grossesse peuvent être atténués ou accrus par diverses habitudes de vie de la mère, incluant son alimentation et la consommation de substances diverses.

Habitudes de vie de la mère durant la grossesse et développement de l'enfant

Tout un pan de la littérature scientifique suggère que les problèmes de santé de la mère, sa consommation d'alcool et de tabac, peuvent franchir la barrière placentaire et influencer le développement cérébral du fœtus (Haley *et al.*, 2006). On a pu démontrer que de telles restrictions intra-utérines jouent un rôle significatif sur la capacité de régulation socio-émotive durant l'enfance et même la période scolaire (Gutteling *et al.*, 2005). Des réserves s'imposent toutefois car les recherches qui ont examiné les processus biochimiques impliqués dans les grossesses à risque en lien avec le développement de l'enfant ont habituellement exclu les mesures de la qualité des soins offerts en période postnatale et, à l'inverse, les travaux sur les soins maternels en période post-natale ont souvent porté des conclusions sans tenir compte des possibles impacts du développement fœtal. La position scientifique la plus généralement acceptée à ce jour est que l'impact des désordres accumulés durant la période intra-utérine s'ajoute ou modifie celui des soins post-natals et produit une interaction de facteurs ou de conditions précipitantes (Gutteling *et al.*, 2005).

La nutrition

Ces premières constatations sont d'autant plus importantes que d'autres éléments s'ajoutent aux habitudes de vie en période prénatale pour rendre le développement du fœtus à risque. Les effets à long terme de l'anémie et du faible taux de fer et des acides gras insaturés durant la grossesse semblent aussi avoir un effet à long terme sur le développement des enfants (Grantham-McGregor & Ani, 2001). Ceci est d'autant plus important chez les enfants nés prématurés ou de faible poids qu'ils sont moins capables que les enfants nés à terme de synthétiser les acides gras insaturés nécessaires au développement normal durant l'enfance, en quantité suffisante pour compenser l'insuffisance accumulée en période intra-utérine. Il est de plus en plus évident que de telles insuffisances nutritionnelles durant la vie fœtale et le début de l'enfance peuvent avoir des conséquences à court terme sur le développement du cerveau (Rioux & Michaud, 2001) et, à long terme, sur la santé et le bien-être des enfants (Lozoff, 2000).

Les drogues licites et illicites

Enfin une autre série de facteurs peuvent jouer un rôle confondant sur le développement pré- et post-natal des enfants prématurés. Il s'agit de la consommation de drogues (prescrites ou non prescrites) dont les effets tératogènes ont été décrits dans plusieurs études (Andrade *et al.*, 2004). Plusieurs aspects contribuent aux effets délétères des drogues, comme la quantité consommée, leur dosage, la période de grossesse, et même la susceptibilité héréditaire des mères. Ces effets sont d'autant plus ressentis par les enfants que leur métabolisme est différent de celui de leur mère, ce qui suggère que les risques tératogènes des drogues sont plus élevés pour ces derniers que le risque encouru par une personne adulte (Andrade *et al.*, 2004). Ceci semble particulièrement évident pour les antidépresseurs et la thérapie à base de betaméthasone.

En résumé, la grossesse constitue, tant pour la mère que pour l'enfant, une période marquante qui peut affecter la santé de l'un et de l'autre à court et à long terme. La santé de la mère et du fœtus est influencée par une série de facteurs de nature diverse (génétiques, physiques, sociaux) qui agissent seuls et en interaction dans le temps. Une récente méta-analyse de 14 études indépendantes publiées depuis les 20 dernières années (1985-2005) a conclu à une relation directe, la plupart du temps, entre l'exposition du fœtus à des conditions de grossesse difficiles et des problèmes de développement chez les enfants d'âges divers, allant de 4-5 jours à 14-15 ans (Van den Bergh *et al.*, 2005). En dépit de certaines faiblesses méthodologiques, ces études montrent à l'évidence que, à l'instar des études animales, les expériences négatives en période pré-natale sont fortement liées à l'issue de grossesse et aux comportements durant l'enfance et l'adolescence. L'idée que les variations dans l'environnement fœtal peuvent avoir des effets permanents sur le développement de l'enfant est lourde de conséquences et semble tracer une trajectoire de vie incontrôlable. Ce qui soulève néanmoins la question de savoir si on peut modifier ces trajectoires.

Ce qui nous conduit à la seconde question : les dommages subis à la suite de l'exposition prénatale au stress ou à d'autres formes de privations sont-ils récupérables et y a-t-il des programmes d'intervention efficaces pour diminuer l'impact de telles expériences chez les grands prématurés ?

LA RÉVERSIBILITÉ DES EFFETS EST-ELLE ENVISAGEABLE ?

Une connaissance précise des facteurs responsables du développement neurologique pourrait permettre d'améliorer le pronostic très tôt après la naissance et même de prédire le développement à long terme. Les nouvelles hypothèses sur la plasticité du cerveau sont encourageantes et laissent croire à une récupération possible (Huther, 2005). Mais la démonstration en reste encore à faire. Les recherches ont montré qu'un passage prématuré du milieu intra-utérin au milieu extra-utérin peut modifier le développement du cerveau du nouveau-né et réduire le volume de certaines régions cérébrales, notamment les régions sensorimotrices. Ces travaux suggèrent aussi que les perturbations dans la maturation du cerveau sont proportionnelles à l'immaturité fœtale à la naissance, qui est négativement reliée au quotient intellectuel (QI) mesuré au cours de l'enfance (Peterson *et al.*, 2000). Bien que l'on ne puisse pas identifier les causes précises de ces anormalités morphologiques, on connaît le potentiel perturbateur du stress physiologique associé aux naissances au début du troisième trimestre de grossesse (Volpe, 2001). L'hypothèse qui s'ensuit suggère que le stress perturbe la maturation normale du cerveau, ce qui contribue aux déficits à long terme des enfants prématurés. A partir de mesures d'imagerie par résonnance magnétique (IRM), il a été trouvé, à 40 semaines d'âge de gestation, des différences significatives entre des enfants nés prématurés à 32,5 (± 1,2) semaines de gestation et des enfants nés à terme. Ils ont observé une moins grande quantité de matière blanche et grise, une myélinisation moins complète dans l'échantillon des enfants prématurés, ainsi que de plus faibles performances dans plusieurs zones d'activités neurocomportementales, notamment la réactivité et la capacité d'attention. Ces résultats ont été interprétés en termes de retard structural et fonctionnel dans le développement du cerveau des prématurés.

Ces évidences montrent que les conditions prénatales ont des effets cliniquement significatifs sur le développement neurologique du fœtus et des enfants. Ces effets devraient inspirer les modalités des interventions de nature médicale, psychologique ou sociale dont le but est de réduire les désordres attribuables à des contextes négatifs de grossesse.

LES SOINS POST-NATALS FAVORISANT LA MATURATION NEUROLOGIQUE

De récentes interventions mises en place en vue d'améliorer l'environnement des unités de soins intensifs ont déjà montré des effets positifs sur la croissance physique, l'autonomie respiratoire des bébés et la durée d'hospitalisation (Symington & Pinelli, 2006). Ces interventions reposent sur un cadre de référence neurologique, issu des travaux sur des modèles animaux, lesquels ont mis en évidence l'importance d'un environnement adéquat pour un développement cortical normal (Als & Gilkerson, 1997). Ces interventions ont été mises au point pour réduire le stress physiologique dans les unités de soins intensifs, dans le but d'améliorer le gain de poids, la durée d'hospitalisation, la durée de ventilation mécanique et d'autres effets iatrogéniques. Le programme de Heideleise Als, nommé en anglais "Newborn Individualized Developmental Care and Assessment Program (NIDCAP)", est un exemple convaincant de cette nouvelle tradition d'interventions visant à favoriser le développement des enfants, par contraste avec les soins médicaux plus spécialisés et plus techniques. Ce programme inclut toutes les procédures de soins, aussi bien les aspects sociaux que physiques, et favorise l'engagement des parents en tant que premiers responsables de l'enfant (Lawhon, 1997). Cette approche, si elle a semblé donner des résultats satisfaisants (Kleberg *et al.*, 2000 ; McAnulty *et al.*, 2009), n'est pas largement adoptée pour des raisons pratiques : elle nécessite un grand nombre de procédures impliquant les parents et les services infirmiers, et suppose un investissement considérable à tous les niveaux de l'organisation des soins (Westrup, 2007). A ce titre, elle est apparue à plusieurs comme difficile à mettre en place et à maintenir, notamment chez le personnel médical (Van der Pal *et al.*, 2007). Bien que plusieurs études démontrent les bénéfices du NIDCAP, d'autres sont réservées quant aux effets à court terme (Maguire *et al.*, 2009) ou à moyen terme (24 mois) de cette intervention tant sur le développement cognitif que sur le système moteur (Wielenga *et al.*, 2009).

EST-CE QU'UNE INTERVENTION DU TYPE « MÈRE KANGOUROU » EST DE NATURE À RENVERSER LES EFFETS NÉGATIFS À COURT ET À LONG TERME DE LA PRÉMATURITÉ ?

QU'EN EST-IL DE LA MÉTHODE MÈRE KANGOUROU ?

Les soins issus de la Méthode Mère Kangourou (MMK) sont aussi de nature développementale. La différence entre le NIDCAP et la MMK a déjà été présentée comme un simple problème de nature sémantique (Mazurier & Picaud, 2005) et, récemment, l'équipe du NIDCAP l'a même introduite comme l'une des composantes de leur programme (Als *et al.*, 2004).

Le programme Mère Kangourou n'impose pas une présence des parents aussi « dérangeante » que le NIDCAP dans l'unité de soins intensifs (Aucott *et al.*, 2002) et nécessite très peu de manipulations thérapeutiques, lesquelles sont facilement assimilables par les parents. La MMK se déroule durant les soins de routine post-natals, période durant laquelle les enfants restent généralement à l'hôpital jusqu'à ce qu'il ait atteint les critères cliniques pour la sortie. Cette période de temps est généralement vue comme portant atteinte au processus hâtif d'interaction parent-enfant, en ce sens qu'elle ne permet pas au parent de donner des soins ni même de toucher son enfant. La MMK réduit cette période sous-optimale et permet au parent de jouer un rôle actif.

DESCRIPTION DE LA MÉTHODE MÈRE KANGOUROU

Les soins maternels kangourou ont été initiés à Bogota en Colombie par le Dr Rey-Martinez à la fin des années 1970. A cette époque, ils visaient essentiellement à compenser un manque d'équipement spécialisé dans les hôpitaux. Les enfants prématurés étaient confiés à la mère qui les portait en peau-à-peau, 24 heures par jour, afin de procurer la chaleur et la protection nécessaires. Le protocole a été revu et modifié par une équipe multidisciplinaire colombienne à la suite de deux études de validation (1989-1990 et 1990-1993). Ces travaux, dirigés par la Dre Nathalie Charpak, pédiatre à Bogota, et son équipe ont conclu à un avantage, du point de vue de la santé (mortalité et morbidité) des enfants, de la MMK par comparaison avec la méthode traditionnelle dans les hôpitaux de Bogota (Charpak *et al.*, 1997 ; 2005). Les soins maternels kangourou colombiens incluent un congé hâtif de l'hôpital (sitôt que l'enfant est stable et peut se nourrir au sein), un contact peau-à-peau 24 heures par jour, l'alimentation au sein et un contrôle ambulatoire (voir la description ci-après). Nous avons collaboré à ces travaux en tant que responsables de l'évaluation de l'impact de la méthode kangourou sur le *bonding* (attachement) chez la mère, ainsi que sur l'organisation familiale et le développement cognitif et socio-émotif des enfants (Tessier *et al.*, 1998 ; 2003 ; 2009). La section qui suit présente l'essentiel de ces deux études.

Première étude *: Attachement et sensibilité maternelle à 41 semaines d'âge de conception*

A partir du concept général de *bonding*, il est prévu que les soins maternels kangourou créent un climat familial dans lequel les parents sont plus disponibles et sensibles à leur enfant. L'hypothèse est que le contact peau-à-peau expérimenté pendant la période de portage en position kangourou va permettre de développer une perception positive chez les parents, notamment chez la mère, et un état d'esprit les rendant plus disponibles à reconnaître et répondre aux signaux de leur enfant.

MÉTHODE

Sujets et protocole de recherche

L'essai clinique randomisé (ECR) a été réalisé auprès de 488 enfants dont le poids de naissance était inférieur à 2001 grammes. De ce groupe, 246 enfants sont assignés au groupe kangourou et 242 au groupe de soins traditionnels (groupe témoin). Ce protocole, à la fois observationnel et longitudinal, a permis des observations précises des contacts mère-enfant, de leur durée ainsi que des variations concomitantes de l'état de santé de l'enfant à la naissance et de divers paramètres de l'organisation familiale dont le niveau socio-économique.

La mesure du *bonding*

Deux séries de mesures sont utilisées comme autant d'expressions de l'attachement de la mère à son enfant. La première reflète les sentiments de la mère à l'égard de son enfant prématuré, dont son sentiment de compétence, ses sentiments de préoccupation et de stress et sa perception du soutien social reçu, tout ceci en regard des soins qu'elle donne à son enfant. Cette mesure a été élaborée dans le cadre de cette étude et la structure factorielle s'est avérée comparable dans deux sous-échantillons (tirés au hasard) et stable dans le temps. La seconde mesure provient d'observations directes des interactions mère-enfant dans une situation d'alimentation au sein. Il s'agit de l'outil développé par Barnard *et al.* (1989) qui mesure le lien émotionnel entre la mère et son enfant. La mesure contient 76 items répartis en 6 sous échelles dont 4 décrivent des comportements maternels à l'égard de son enfant (sensibilité à l'enfant, réponses à la détresse de l'enfant, stimulations associées au développement socio-émotif et cognitif) et deux décrivent les réponses de l'enfant à sa mère (clarté des réponses et propension à répondre). La validité et la stabilité des échelles ont été bien établies et les ententes inter-juges ont été de 0,89 dans l'étude originale.

Interventions

La Méthode Mère Kangourou a trois composantes : la première est la position kangourou. Dès que l'enfant s'est adapté à la vie extra-utérine et qu'il est capable de téter, il est mis en contact peau-à-peau sur la poitrine de sa mère en position verticale (au moins 60 degrés). La deuxième composante est la nutrition. Bien que l'alimentation au sein soit la première source nutritionnelle, l'enfant peut aussi recevoir des suppléments vitaminés lorsque nécessaire. La troisième dimension de l'intervention est le contrôle clinique : les enfants sont revus de façon régulière, chaque jour jusqu'à ce qu'ils gagnent au moins 20 grammes par jour pendant 5 jours consécutifs. Les visites deviennent ensuite hebdomadaires jusqu'à 40 semaines d'âge de conception. Ces soins ambulatoires sont nécessaires pour tous les enfants du groupe kangourou (voir Charpak *et al.*, 1997 pour une description complète).

Dans le groupe des soins traditionnels, les enfants sont gardés en incubateur jusqu'à ce qu'ils soient capables de contrôler leur température corporelle et qu'ils grossissent régulièrement selon les mêmes critères que dans le groupe expérimental. Ils quittent l'hôpital suivant les règles en usage dans l'établissement de santé soit, dans ce cas-ci, lorsqu'ils satisfont à ces conditions et que leur poids est d'environ 1 700 grammes. Ils sont par la suite soumis à des soins ambulatoires hebdomadaires comme pour le groupe kangourou.

RÉSULTATS

Les résultats indiquent que :

Les contacts hâtifs peau-à-peau mère-enfant produisent davantage de sentiments positifs d'attachement, chez la mère, que les soins traditionnels de routine. Ils traduisent un état subjectif de *bonding* qui peut s'expliquer par le sentiment d'appropriation (*empowerment*) induit par la méthode Mère Kangourou.

Ces résultats sont plus probants si les contacts peau-à-peau ont débuté au cours des deux premiers jours suivant la naissance.

Par ailleurs, les différences de groupe entre MMK et Soins Traditionnels sont plus grandes lorsque les enfants sont plus faibles à la naissance. L'avantage MMK est encore plus évident lorsque l'enfant a nécessité des soins intensifs (notamment respiratoires) et qu'il est plus jeune (moins de 33 semaines d'âge conceptionnel) à la naissance. Ce résultat suggère que les soins kangourou devraient commencer très tôt, si possible durant la période de soins intensifs.

La sensibilité maternelle, telle que rapportée par des observateurs indépendants, n'est pas associée directement aux contacts peau-à-peau mais plutôt indirectement, lorsque les enfants sont plus malades à la naissance. Nous avons émis l'hypothèse que cette orientation maternelle plus diligente à l'endroit de son enfant fragile pourrait être le point de départ d'un comportement de surprotection fréquemment observé dans les interactions mère-enfant au cours de la première année de vie (Landry *et al.*, 1998).

Deuxième étude : *La Méthode Mère Kangourou, une méthode qui protège les enfants prématurés à haut risque contre des retards de développement.*

Suite au premier article sur l'effet du *bonding*, quelques questions sont restées sans réponse, dont notamment celle de la durée de ces effets. Marshall Klaus et son équipe (1972) ont suggéré que les contacts intimes peau-à-peau entre la mère et l'enfant durant les premières heures suivant la naissance (période de *bonding*) est susceptible de modifier les comportements du parent à plus long terme. Les auteurs ont suggéré que la période de *bonding*, aussi nommée « période de sensibilité maternelle » (Klaus & Kennell, 1976), peut changer le comportement de la mère à l'égard de l'enfant, ce qui, en retour, améliore la qualité de la réponse du bébé envers sa mère et vice versa. Cette hypothèse de renforcements réciproques, qui n'a pas été confirmée empiriquement à ce jour, a toutefois une grande validité d'apparence.

L'objectif de cette seconde étude était d'évaluer à moyen terme, entre 12 et 15 mois, les impacts de la MMK sur la qualité des soins offerts par la famille au cours de la première année, ainsi que sur le développement des enfants.

Postulat

Cette intervention est susceptible de créer un climat dans lequel les parents deviennent progressivement de plus en plus conscients des besoins de l'enfant et de plus en plus disponibles pour donner des soins de qualité. L'intervention, qui s'applique dans la période suivant immédiatement la routine des soins intensifs, permet aux parents de prendre soin de leur enfant plutôt que de le laisser à l'hôpital jusqu'à ce qu'il ait satisfait aux critères médicaux de sortie. Comme rapporté dans la première étude, cette période constitue habituellement un obstacle pour les parents qui ne peuvent avoir de contact direct avec leur enfant, et compromet la mise en place du processus inducteur pour des interactions parent-enfant sécurisées. La MMK réduit cette période sous-optimale en permettant aux parents de jouer, très tôt, un rôle actif et de se sentir compétents dans les soins qu'ils donnent à leur enfant.

Sur la base de ce postulat et sur la base de travaux concomitants visant une réduction du stress en milieu néonatal (Als & Gilkerson, 1997) et des contacts physiques hâtifs (Beachy, 2003; Field *et al.*, 2008), nous avons testé deux hypothèses principales portant sur la croissance physique et mentale des enfants ayant bénéficié de la méthode Mère Kangourou.

Hypothèse 1. En contrôlant les variables socio-économiques et les conditions périnatales, nous nous attendons à conclure que la croissance physique (poids, taille et périmètre crânien) et le développement mental seront favorisés dans le groupe MMK en comparaison du groupe témoins ayant reçu des soins traditionnels.

Hypothèse 2. La MMK est un puissant modulateur de l'influence environnementale sur le développement mental des enfants. L'environnement (mesuré par le test HOME) sera plus structuré et stimulant dans le groupe MMK, ce qui va procurer davantage d'opportunités pour le développement mental des enfants en comparaison de ceux du groupe témoin.

MÉTHODE

Population

Cette étude est la deuxième partie de l'étude randomisée présentée précédemment. Du groupe initial de 746 enfants, 30 (4,1 %) sont décédés entre la période d'éligibilité et 12 mois (le taux de décès fut le même dans les deux groupes), 134 (18 %) ont abandonné l'étude ou n'ont pu être rejoints, 21 (2,8 %) n'ont pas suivi les instructions de porter le bébé, et 8 n'ont pas été inclus pour cause de réhospitalisation durant la période MMK. L'échantillon fut ainsi restreint à 553 familles dont 280 dans le groupe MMK et 273 dans le groupe témoin. Les 193 enfants n'ayant pas participé à l'étude n'étaient pas différents des participants quant aux conditions socio-économiques des parents ni quant aux caractéristiques de la grossesse et de l'accouchement. Il y avait toutefois de légères différences pour le poids, la taille et le périmètre crânien, au désavantage des participants. Toutefois ces différences avaient disparu à 40 semaines d'âge de gestation. Comme les groupes d'origine (n = 746) étaient équivalents au départ, ces différences s'expliquent probablement par une plus grande volonté de continuer le suivi pour les parents d'enfants plus fragiles à la naissance.

Interventions

Les interventions sont les mêmes que celles précédemment décrites.

Mesures

L'échelle de développement mental de Griffiths a été administrée à tous les enfants. Cette échelle mesure 6 zones de développement : locomotion, socialisation, audition et langage, coordination oculo-manuelle, performance motrice et raisonnement. Des quotients pour chaque échelle procurent un profil individuel, auquel s'ajoute un quotient de développement général issu des 6 échelles. Les quotients ont été calculés à partir de l'âge corrigé des enfants. Cette mesure a été validée en espagnol pour la Colombie et a récemment démontré une bonne validité prédictive avec d'autres tests de développement (Bowen *et al.*, 1996 ; Grimmer *et al.*, 2010).

Mesure de l'environnement familial (HOME) (Bradley & Caldwell, 1984). Cette mesure de l'environnement considère les variables proximales qui ont déjà été associées au développement cognitif des enfants. L'échelle était administrée par une travailleuse sociale lors d'une visite à la maison, alors que l'enfant avait entre 10 et 12 mois (âge corrigé). Il s'agit d'évaluer plusieurs dimensions de l'environnement familial de l'enfant à partir d'une liste de 45 questions de type oui/non. La structure factorielle de la mesure a été répliquée sur 2 segments de l'échantillon et s'est avérée stable.

Variables contrôlées. Plusieurs variables de naissance ont été introduites dans l'étude afin de faciliter l'interprétation des résultats. Il s'agit de l'âge de gestation, du poids, de la taille et du périmètre crânien à la naissance. Le retard de croissance intra-utérin (Battaglia & Lubchenco, 1967) et les Apgar à 1,5 et 10 minutes ont aussi été contrôlés. Les mêmes mesures anthropométriques ont été contrôlées lors de l'éligibilité des enfants et de leur assignation à un groupe. Enfin, les caractéristiques socio-démographiques de la famille, de même que les indicateurs de la grossesse et de l'accouchement ont été pris en compte.

Procédures. Tous les enfants ont été évalués de la naissance jusqu'à 15 mois (âge corrigé) par une équipe de pédiatres, infirmières, psychologues et travailleurs sociaux. A 12 (± 3,2) mois, les enfants ont été évalués au Griffiths.

Entre 10 et 15 mois, les parents ont reçu la visite de la travailleuse sociale qui a complété la mesure du HOME avec eux. Vers 15 mois, des interactions mère-enfant ont été filmées en laboratoire lors d'une tâche d'apprentissage. Ces séquences de 10 minutes ont, par la suite, été codifiées selon la procédure du NTATS (Barnard *et al.*, 1989).

RÉSULTATS

Les données descriptives montrent que les familles des enfants des deux groupes sont semblables quant aux données socio-démographiques, aux données relatives à la grossesse et à l'accouchement. Les différences mineures pour le poids et l'âge de gestation des enfants (à l'avantage des enfants du groupe témoin) au moment de la naissance n'existaient plus à 41 semaines d'âge de conception. Il s'agit donc de deux groupes équivalents au départ.

Les observations extraites du HOME

Les résultats indiquent un effet de l'intervention MMK sur les scores du HOME suggérant que les familles (notamment les mères) prodiguent, au cours de la première année de vie des enfants une organisation plus favorable au développement des enfants. Le score du HOME était aussi plus élevé (plus favorable) dans le sous-groupe d'enfants qui ont dû bénéficier de soins intensifs à l'hôpital. Il semble que ces mères, décrites comme plus sensibles à l'égard de leur bébé dans l'étude 1, continuent à améliorer le climat familial et la qualité des soins offerts au cours de la première année des enfants MMK.

Les pères

Les familles dont les mères ont déclaré leur conjoint comme plus aidant (mesure extraite de 5 questionnaires administrés aux mères au cours de la première année) ont été décrites par la travailleuse sociale, à la mesure du HOME, comme plus stimulantes, plus ouvertes, et les mères sont apparues comme moins restrictives émotionnellement et, globalement, comme plus favorables au développement des enfants.

Développement mental

Les résultats varient selon l'état de santé des enfants et selon l'appartenance ou non au groupe expérimental. D'abord, les enfants dont le statut neurologique est normal, mesuré par l'Infanib à 6 mois (Ellison *et al.*, 1985; Soleimani & Dadkhah, 2007), obtiennent un score supérieur au Griffiths (en moyenne 5,4 points) en comparaison des enfants dont le statut est douteux ou anormal. Ce résultat était attendu. Deuxièmement, le quotient de développement au Griffiths des enfants du groupe kangourou est plus élevé que celui du groupe témoin (3,4 points). En particulier, les enfants dont le statut neurologique était plus faible à 6 mois et qui ont été portés MMK ont un quotient de développement nettement plus élevé que ceux qui, dans la même condition, n'ont pas été portés (de 8,2 à 13,0 points). Le même effet d'interaction (groupe x statut de santé) a été observé sur le QD des enfants qui ont dû séjourner dans les unités de soins intensifs à la naissance, à savoir que les enfants du groupe kangourou ont un QD nettement supérieur s'ils ont dû avoir recours à ce service et s'ils ont bénéficié de la MMK.

DISCUSSION

Dans cette seconde étude, nous avions suggéré que la MMK aurait un effet protecteur contre les problèmes de développement associés à la prématurité ou faible poids de naissance. Nous avions aussi suggéré que cette intervention allait favoriser le développement cognitif. Ces hypothèses reposaient sur les composantes-mêmes de l'intervention.

La première est le moment de l'intervention qui débute très tôt à l'hôpital. A l'image d'autres interventions qui sont initiées dans les unités de soins intensifs, le postulat favorable à un début hâtif de l'intervention répond, d'une part, au besoin d'une sorte de compensation qualitative pour un manque d'expérience intra-utérine dû à la fin abrupte de la grossesse et, d'autre part, au besoin d'éviter une surcharge de stimulations à laquelle le cerveau de l'enfant n'est pas encore en mesure de faire face. Tel que rapporté par Als et Gilkerson (1997), le fait de donner des soins dits « développementaux » durant les semaines de gestation extra-utérine influence positivement le développement neurologique et semble prévenir des difficultés attentionnelles propres à la maturation du lobe frontal (Buehler *et al.*, 1995).

Une autre composante majeure de la MMK est la position kangourou (voir ci-avant pour les détails) qui induit plusieurs modalités sensorielles : des stimulations auditives par la voix de la mère, des stimulations olfactives par la proximité du corps de la mère, des stimulations vestibulaires et kinesthésiques par le fait d'être porté par une personne en mouvement tout au long de la journée, des stimulations tactiles par le contact peau-à-peau permanent et des stimulations visuelles en raison de la position verticale de l'enfant qui lui permet de voir le visage et le corps de la mère ainsi que les objets environnants lorsque cette dernière se déplace d'un endroit à un autre durant les activités de routine. Comme les programmes de stimulation multisensoriels ont été rapportés comme ayant un fort impact à court terme sur la maturation physique et mentale (Field *et al.*, 2006), nous suggérons que cette composante (multisensorielle) de la MMK explique, en partie du moins, le développement mental à un an d'âge corrigé.

La troisième composante d'importance de la MMK est l'engagement des parents. Cette intervention renforce les liens entre l'enfant et la personne qui le porte (le plus souvent la mère, mais aussi le père ou un autre membre de la famille). Dans ce contact privilégié et intime, les deux partenaires (porteur et enfant) deviennent graduellement plus sensibles l'un à l'autre. Cette expérience est d'autant plus significative lorsque l'enfant est perçu comme plus fragile par le parent. Les observations cliniques des interactions entre parent et enfant dans ce contexte suggèrent l'amorce d'un phénomène de *bonding*, où les comportements de l'enfant renforcent et valorisent les habiletés du parent qui souhaite fortement contribuer au développement de l'enfant. Tel que rapporté précédemment (Etude 1), cette relation proximale ajoute de la satisfaction dans le rôle du parent en tant que donneur de soins et augmente son sentiment de responsabilité et de compétence.

Une quatrième composante du programme MMK de Bogota est l'alimentation au sein. Bien que parfois aidée de supplétifs lorsque nécessaire, l'alimentation au sein demeure la principale source nutritionnelle pour les enfants.

Depuis plusieurs années, le lait maternel a été associé à des gains en terme de développement mental (QI) et de récents travaux de grande valeur (Anderson, 1999; Kramer *et al.*, 2008) ont clairement identifié les avantages à court et à long termes (de 6 mois à 16 ans) de l'alimentation au sein. Cette large méta-analyse (Anderson, 1999) a inclus plus de 10000 enfants dans chaque type d'alimentation. Une grande proportion des études (18/20) citées étaient de nature prospective, avec des contrôles statistiques pour le niveau socio-économique des mères, leur âge, leur éducation, leur développement cognitif, le sexe des enfants, leur poids de naissance et leur âge de gestation. A partir de ces résultats remarquables, nous croyons que l'alimentation au sein, prescrite dans la MMK, peut contribuer au développement mental des enfants.

Finalement, le programme de la MMK, de Bogota réduit le temps d'exposition à l'environnement de l'unité de soins intensifs, reconnu comme stressant pour les bébés, et favorise les gains de poids (Symington & Pinelli, 2006). Comme les enfants quittent l'hôpital plus tôt, portés par les parents, les bruits environnants sont restreints et absorbés par les vêtements et le corps de la mère. La réduction de la durée du temps à l'unité de soins intensifs et d'hospitalisation est d'autant plus marquée que l'enfant est plus immature et de plus petit poids à la naissance.

CONCLUSION

En résumé de ces travaux, à très court terme, les sentiments de la mère sont plus positifs et plus confiants à l'égard de son enfant prématuré. À moyen terme (12 à 15 mois), la méthode kangourou semble protéger les enfants les plus fragiles à la naissance de deux façons: les familles sont plus stimulantes pour le développement mental et social des enfants et ces derniers obtiennent un développement cognitif significativement plus élevé (allant de 10 à 13 points pour les plus fragiles) que ceux soumis aux soins traditionnels. Hormis le fait que les parents semblent accepter l'intervention et s'y soumettre sans difficulté, l'ensemble des résultats est pour le moins prometteur pour ce qui est des issues de développement des enfants. Plusieurs questions demeurent, en regard des facteurs responsables de ces changements. Les hypothèses principales portent, dans l'état actuel des connaissances, sur les changements neurologiques induits par cette intervention. Si les prématurés survivent de plus en plus nombreux grâce aux soins médicaux de plus en plus adéquats, il n'en va pas de même pour le développement de ces enfants dont un pourcentage toujours aussi important est en échec tant sur les plans scolaire que social. Ces enfants restent avec des incapacités notoires et durables pour une très longue période de leur vie, voire toute la vie. L'idée que des soins différents puissent permettre une certaine réparation du cerveau à un âge critique, c'est-à-dire très tôt, n'est pas à négliger. En ce sens la méthode Mère Kangourou est prometteuse.

RÉFÉRENCES

Als, H., Duffy, H.F., *et al.* (2004). Early experience alters brain function and structure. *Pediatrics, 113*(4): 846-857.

Als, H. & Gilkerson L. (1997). The role of relationship-based developmentally supportive newborn intensive care in strengthening outcome of preterm infants. *Semin Perinatol, 21*(3): 178-189.

Anderson, T. (1999). Support for breastfeeding mothers. *Pract Midwife, 2*(9): 10-12.

Andrade, S. E., Gurwitz, J.H. *et al.* (2004). Prescription drug use in pregnancy. *Amer J Obst and Gynecology, 191*(2): 398-407.

Aucott, S., Donohue, P.K. *et al.* (2002). Neurodevelopmental care in the NICU. *Ment Retard Dev Disabil Res Rev, 8*(4): 298-308.

Aylward, G.P. (2005). Neurodevelopmental outcomes of infants born prematurely. *J Dev Behav Pediatr, 26*(6): 427-440.

Aylward, G.P., Pfeiffer, S.I., Wright, A., & Verhulst, S.J. (1989). Outcome studies of low birth weight infants published in the last decade: a metaanalysis. *Journal of Pediatrics, 115*: 515-520.

Barnard, K.E., Hammond, M.A. *et al.* (1989). Measurement and meaning of parent-child interaction. In F.J. Morrison & K.D. Lord (Eds), *Applied Developmental Psychology* (Vol. 3, pp. 40-81). Academic Press Inc.

Battaglia, F.C. & Lubchenco L.O. (1967). A practical classification of newborn infants by weight and gestational age. *J Pediatr, 71*(2): 159-163.

Beachy, J.M. (2003). Premature infant massage in the NICU. *Neonatal Netw, 22*(3): 39-45.

Beck, S., Wojdyla, D. *et al.* (2010). The worldwide incidence of pretermbirth: a systematic review of maternal mortality and morbidity. *Bull. World Health Org, 88*: 31-38.

Bjerager, M., Steensberg, J. *et al.* (1995). Quality of life among young adults born with very low birthweights. *Acta Paediatr, 84*(12): 1339-1343.

Bowen, J.R., Gibson, F.L. *et al.* (1996). Predictive value of the Griffiths assessment in extremely low birth weight infants. *J Paediatr Child Health, 32*(1): 25-30.

Bradley, R. H. & Caldwell, B.M. (1984). The relation of infants' home environments to achievement test performance in first grade: a follow-up study. *Child Dev 55*(3): 803-809.

Buehler, D.M., Als, H. *et al.* (1995). Effectiveness of individualized developmental care for low-risk preterm infants: behavioral and electrophysiologic evidence. *Pediatrics, 96*(5 Pt 1): 923-932.

Bugental, D.B.M., G.A. Barazza, V. (2003). The hormonal costs of subtle forms of infant maltreatment. *Hormones and Behavior, 43*: 237-244.

Callaghan, W.M., MacDorman, M.F. *et al.* (2006). The contribution of preterm birth to infant mortality rates in the United States. *Pediatrics, 118*: 1566-1573.

Charpak, N., Ruiz-Pelaez, J.G. *et al.* (1997). Kangaroo mother versus traditional care for newborn infants < 2000 grams: a randomized, controlled trial. *Pediatrics, 100*(4): 682-688.

Charpak, N., Ruiz, J.G. *et al.* (2005). Kangaroo Mother Care: 25 years after. *Acta Paediatr, 94*(5): 514-522.

Cooke, R.W. (2004). Health, lifestyle, and quality of life for young adults born very preterm. *Arch Dis Child, 89*(3): 201-206.

Dahl, L.B., Kaaresen, P.I. *et al.* (2006). Emotional, behavioral, social, and academic outcomes in adolescents born with very low birth weight. *Pediatrics, 118*(2): e449-459.

De Weerth, C. & Buittelaar, J.K. (2005). Physiological stress reactivity in human pregnancy—a review. *Neuroscience and Biobehavioral Reviews, 29*: 295-312.

De Weerth, C., van Hees, Y. & Buittelaar, J.K. (2003). Prenatal maternal cortisol levels and infant behavior during the first 5 months. *Early Human Development, 74*(2): 139-151.

Dinesen, S.J. & Greisen, G. (2001). Quality of life in young adults with very low birth weight. *Arch Dis Child Fetal Neonatal Ed, 85*(3): F165-169.

Ellison, P.H., Horn, J.L. *et al.* (1985). Construction of an Infant Neurological International Battery (Infanib) for the assessment of neurological integrity in infancy. *Phys Ther, 65*(9): 1326-1331.

Field, T., Diego, M. *et al.* (2008). Prematurity and potential predictors. *Int J Neurosci, 118*(2): 277-289.

Field, T., Hernandez-Reif, M. *et al.* (2006). Prenatal, perinatal and neonatal stimulation: a survey of neonatal nurseries. *Infant Behav Dev, 29*(1): 24-31.

Gardner, F., Johnson, A. *et al.* (2004). Behavioral and emotional adjustment of teenagers in mainstream school who were born before 29 weeks' gestation. *Pediatrics, 114*(3): 676-682.

Grantham-McGregor, S. & Ani, C. (2001). A review of studies on the effect of iron deficiency on cognitive development in children. *Journal of Nutrition, 131*: 649-688.

Gregory, R.J. (2007). Borderline attributions. *Am J Psychother, 61*(2): 131-147.

Grimmer, I., Metze, B.C. *et al.* (2010). Predicting neurodevelopmental impairment in preterm infants by standardized neurological assessments at 6 and 12 months corrected age. *Acta Paediatr.*, *99*, 4 : 526-530.

Gutteling, B.M., de Weerth, C.D. *et al.* (2005). Prenatal stress and children's cortisol reaction to the first day of school. *Psychoneuroendocrinology, 30*(6): 541-549.

Gutteling, B.M., de Weerth, C.D. *et al.* (2005). The effects of prenatal stress on temperament and problem behavior of 27-month-old toddlers. *Eur Child Adolescent Psychiatry, 14*(1): 435-446.

Hack, M. (2006). Young adult outcomes of very-low-birth-weight children. *Semin Fetal Neonatal Med, 11*(2): 127-137.

Hack, M., Flannery, D.J. *et al.* (2002). Outcomes in young adulthood for very-low-birth-weight infants. *N Engl J Med, 346*(3): 149-157.

Hack, M., Youngstrom, E.A. *et al.* (2005). Predictors of Internalizing Symptoms Among Very Low Birth Weight Young Women. *Journal of Developmental & Behavioral Pediatrics, 26*(2): 93-104.

Hack, M., Youngstrom, E.A. *et al.* (2004). Behavioral outcomes and evidence of psychopathology among very low birth weight infants at age 20 years. *Pediatrics, 114*(4): 932-940.

Haley, D.W., Handmaker, N.S. *et al.* (2006). Infant stress reactivity and prenatal alcohol exposure. *Alcohol Clin Exp Res, 30*(12): 2055-2064.

Hoy, E.A., Sykes, D.H. *et al.* (1992). The social competence of very-low-birthweight children: teacher, peer, and self-perceptions. *J Abnorm Child Psychol, 20*(2): 123-150.

Huizink, A.C., Mulder, E.J. *et al.* (2004). Is pregnancy anxiety a distinctive syndrome? *Early Hum Dev, 79*(2): 81-91.

Huther, G. (2005). Successful coping and experience-dependent brain plasticity. *Wien Med Wochenschr, 155*: 537-543.

Indredavik, M.S., Vik, T. *et al.* (2005). Psychiatric symptoms in low birth weight adolescents, assessed by screening questionnaires. *European Child & Adolescent Psychiatry, 14*(4): 226-236.

Johnson, A., Bowler, U. *et al.* (2003). Health and school performance of teenagers born before 29 weeks gestation. *Arch Dis Child Fetal Neonatal Ed, 88*(3): F190-198.

Kajantie, E., Osmond, C. *et al.* (2005). Size at birth as a predictor of mortality in adulthood: a follow-up of 350 000 person-years. *Int J Epidemiol, 34*(3): 655-663.

Kajantie, E. & Phillips D.I. (2006). The effects of sex and hormonal status on the physiological response to acute psychosocial stress. *Psychoneuroendocrinology, 31*(2): 151-178.

Kajantie, E., Phillips, D.I., *et al.* (2002). Size at birth, gestational age and cortisol secretion in adult life: foetal programming of both hyper- and hypocortisolism? *Clin Endocrinol (Oxf), 57*(5): 635-641.

Klaus, M.H., Jerauld, R., *et al.* (1972). Maternal attachment. Importance of the first postpartum days. *N Engl J Med, 286*(9): 460-463.

Klaus, M.H. & Kennell, J.H. (1976). *Maternal-Infant Bonding.* St-Louis : Mosby.

Kleberg, A., Westrup, B., *et al.* (2000). Developmental outcome, child behaviour and mother-child interaction at 3 years of age following Newborn Individualized Developmental Care and Intervention Program (NIDCAP) intervention. *Early Hum Dev, 60*(2): 123-135.

Kramer, M.S., Aboud, F. *et al.* (2008). Breastfeeding and child cognitive development: new evidence from a large randomized trial. *Arch Gen Psychiatry, 65*(5): 578-584.

Landry, S.H., Smith, K.E. *et al.* (1998). The relation of change in maternal interactive styles to the developing social competence of full-term and preterm children. *Child Dev, 69*(1): 105-123.

Lawhon, G. (1997). Providing developmentally supportive care in the newborn intensive care unit: an evolving challenge. *J Perinat Neonatal Nurs, 10*(4): 48-61.

Lawn, J.E., Wilczynska-Ketende, K. *et al.* (2006). Estimating the causes of 4 million neonatal deaths in the year 2000. *Int J Epidemiol, 35*(3): 706-718.

Levitt, N.S., Lambert, E.V. *et al.* (2000). Impaired glucose tolerance and elevated blood pressure in low birth weight, nonobese, young south african adults: early programming of cortisol axis. *J Clin Endocrinol Metab, 85*(12): 4611-4618.

Lozoff, B. (2000). Perinatal iron deficiency and the developing brain. *Pediatric Research, 48*: 137-139.

Lupien, S.J., de Leon, M. *et al.* (1998). Cortisol levels during human aging predict hippocampal atrophy and memory deficits. *Nat Neurosci, 1*(1): 69-73.

Maguire, C.M., Walther, F.J. *et al.* (2009). Effects of individualized developmental care in a randomized trial of preterm infants < 32 weeks. *Pediatrics, 124*(4): 1021-1030.

Mazurier, E. & Picaud, J.C. (2005). [Kangaroo mother care vs nidcap: a problem of semantics]. *Arch Pediatr, 12*(4): 471-472; author reply 473.

McAnulty, G.B., Duffy, F.H. *et al.* (2009). Effects of the Newborn Individualized Developmental Care and Assessment Program (NIDCAP) at Age 8 Years: Preliminary Data. *Clin Pediatr (Phila).*

McEwen, B.S. (1999). Stress and hippocampal plasticity. *Annu Rev Neurosci, 22*: 105-122.

Nadeau, L., Boivin, M. *et al.* (2001). Mediators of behavioral problems in 7-year-old children born after 24 to 28 weeks of gestation. *J Dev Behav Pediatr, 22*(1): 1-10.

Nadeau, L., Tessier, R. *et al.* (2004). Victimization: a newly recognized outcome of prematurity. *Dev Med Child Neurol, 46*(8): 508-513.

O'Connor, T.G., Heron, J. *et al.* (2002). Maternal antenatal anxiety and children's behavioural/emotional problems at 4 years. Report from the Avon longitudinal study of parents and children. *British Journal of Psychiatry, 180*: 502-508.

Peterson, B., Vohr, B., Staib, L., Cannistraci, C., Dolberg, A., Schneider, K. *et al.* (2000). Regional brain volume abnormalities and long-term cognitive outcome in preterm infants. *Journal of American Medical Association, 284*, 15, 1939-1947.

Pharoah, P.O., Stevenson, C.J. *et al.* (2003). General Certificate of Secondary Education performance in very low birthweight infants. *Arch Dis Child, 88*(4): 295-298.

Rickards, A.L., Kelly, E.A. *et al.* (2001). Cognition, academic progress, behavior and self-concept at 14 years of very low birth weight children. *J Dev Behav Pediatr, 22*(1): 11-18.

Rioux, F.M. & Michaud, J. (2001). Anémie maternelle dans les régions du sud-est et du nord-est du Nouveau-Brunswick et impact sur les paramètres hématologiques et la croissance du nouveau-né. *Canadian Journal of Dietetic Practice and Research, 62*(70-75).

Roberts, A.D.M., DeJesus, C.F., Barnhart, O.T., Larson, T.E., Mukherjee, J.A., Nickles, J., Shuller, R.J., Shelton, M.J., Schneider, S.E., M.L. (2004). Prenatal stress, moderate fetal alcohol, and dopamine system function in rhesus monkeys. *Neurotoxicol Teratol, 26*: 169-178.

Rose, S.A., Feldman, J.F. *et al.* (2005). Pathways from prematurity and infant abilities to later cognition. *Child Dev, 76*(6): 1172-1184.

Saigal, S., Feeny, D. *et al.* (1996). Self-perceived health status and health-related quality of life of extremely low-birth-weight infants at adolescence. *Jama, 276*(6): 453-459.

Saigal, S., Lambert, M. *et al.* (2002). Self-esteem of adolescents who were born prematurely. *Pediatrics, 109*(3): 429-433.

Saigal, S., Pinelli, J. *et al.* (2003). Psychopathology and social competencies of adolescents who were extremely low birth weight. *Pediatrics, 111*(5 Pt 1) : 969-975.

Saigal, S., Stoskopf, B. *et al.* (2006). Transition of extremely low-birth-weight infants from adolescence to young adulthood : comparison with normal birth-weight controls. *Jama, 295*(6): 667-675.

Saigal, S., Stoskopf, B.L. *et al.* (1999). Differences in preferences for neonatal outcomes among health care professionals, parents, and adolescents. *Jama, 281*(21): 1991-1997.

Schneider, M. L. R., E. Koehler, A. & Lubach, G. (1999). Growth and development following prenatal stress exposure in primates : an examination of ontogenetic vulnerability. *Child Development, 70*: 263-274.

Seckl, J.R. (2004). Prenatal glucocorticoids and long-term programming. *Eur J Endocrinol, 151 Suppl 3*: U49-62.

Soleimani, F. & Dadkhah, A. (2007). Validity and reliability of Infant Neurological International Battery for detection of gross motor developmental delay in Iran. *Child Care Health Dev, 33*(3): 262-265.

Stewart, A.L., Rifkin, L. *et al.* (1999). Brain structure and neurocognitive and behavioural function in adolescents who were born very preterm. *Lancet, 353*(9165): 1653-1657.

Symington, A. & J. Pinelli (2006). Developmental care for promoting development and preventing morbidity in preterm infants. *Cochrane Database Syst Rev*(2): CD001814.

Tessier, R., Charpak, N. *et al.* (2009). Kangaroo Mother Care, home environment and father involvement in the first year of life : a randomized controlled study. *Acta Paediatr, 98*(9): 1444-1450.

Tessier, R., Cristo, M. *et al.* (1998). Kangaroo mother care and the bonding hypothesis. *Pediatrics, 102*(2): e17.

Tessier, R., Cristo, M. *et al.* (2003). Kangaroo Mother Care : A method of protecting high-risk premature infants against developmental delay. *Infant Behavior and Development, 26*: 384-397.

Tideman, E., Ley, D. *et al.* (2001). Longitudinal follow-up of children born preterm : Somatic and mental health, self-esteem and quality of life at age 19. *Early Human Development, 61*(2): 97-110.

Uno, H.T., Else, E., Suleman, J.G. & Sapolsky, R.M. (1989). Hippocampal damage associated with prolonged and fatal stress in primates. *J Neuroscience, 9*: 1205-1211.

Van den Bergh, B.R.H., *et al.* (2005). Antenatal maternal anxiety and stress and the neurobehavioural development of the foetus and child : links and possible mechanism. *Neuroscience and Biobehavioral Reviews, 29*: 237-258.

Van der Pal, S.M. & Maguire, C.M. *et al.* (2007). Staff opinions regarding the Newborn Individualized Developmental Care and Assessment Program (NIDCAP). *Early Hum Dev, 83*(7): 425-432.

Volpe, S.S. (2001). Neurobiology of periventricular leukouralacia in the premature infant. *Pediatric Research, 50*(5) : 553-562.

Walker, B.R. (2004). 11beta-hydroxysteroid dehydrogenase type 1 in obesity. *Obes Res, 12*(1): 1-3.

Wang, M., Dorer, D.J. *et al.* (2004). Clinical outcomes of near-term infants. *Pediatrics, 114*: 372-376.

Ward, A.M., Moore, V.M. *et al.* (2004). Size at birth and cardiovascular responses to psychological stressors : evidence for prenatal programming in women. *J Hypertens, 22*(12): 2295-2301.

Ward, A.M., Syddall, H.E. *et al.* (2004). Fetal programming of th hypothalamic-pituitary-adrenal (HPA) axis : low birth weight and central HPA regulation. *Journal of Clinical Endocrinology and Metabolism, 89*: 1227-1233.

Watanabe, Y.G. & McEwen, B.S. (1992). Stress induces atrophy of apical dendrites of hippocampal CA3 pyramidal neurons. *Brain Res, 588* : 341-345.

Weinstock, M. (2005). The potential influence of maternal stress hormones on development and mental health of the offspring. *Brain Behav Immun, 19*(4): 296-308.

Westrup, B. (2007). Newborn Individualized Developmental Care and Assessment Program (NIDCAP) - family-centered developmentally supportive care. *Early Hum Dev, 83*(7): 443-449.

WHO (1992). *International classification of diseases and related health problems.* W. H. Organization. Geneva.

Wielenga, J.M., Smit, B.J. *et al.* (2009). Development and growth in very preterm infants in relation to NIDCAP in a Dutch NICU: two years of follow-up. *Acta Paediatr, 98*(2): 291-297.

Wust, S., Entringer, S. *et al.* (2005). Birth weight is associated with salivary cortisol responses to psychosocial stress in adult life. *Psychoneuroendocrinology, 30*(6): 591-598.

Wust, S., Federenko, I.S. *et al.* (2005). Habituation of cortisol responses to repeated psychosocial stress-further characterization and impact of genetic factors. *Psychoneuroendocrinology, 30*(2): 199-211.

Collection Troubles du développement psychologique et des apprentissages
Le développement de l'enfant né prématuré
Daniel Mellier (Ed.)
Solal éditeur, Marseille - 2011.

P. GUIMARD [1]
A. FLORIN [1]
I. NOCUS [1]

EVALUER LES COMPÉTENCES DES ENFANTS TOUT-VENANTS ET À BESOINS SPÉCIFIQUES : UN OUTIL POUR LA PRÉVENTION DES DIFFICULTÉS SCOLAIRES ET L'AIDE AUX APPRENTISSAGES

INTRODUCTION

De nombreux travaux soulignent l'intérêt d'une prévention précoce des difficultés scolaires des élèves (Caglar, 1989; Dumas, 2005; Zazzo, 1967). En France, les textes officiels du ministère de l'éducation nationale insistent sur le rôle déterminant de la prévention des difficultés des élèves dès l'école maternelle (MEN, 2002, 2008) et sur l'importance des évaluations effectuées par les enseignants à ce niveau scolaire pour la suite de la scolarité. Cette prévention concerne tous les enfants, y compris les enfants à risques dans leur développement, quels que soient les facteurs de risques et leur combinaison: bilan biomédical, difficultés socioéconomiques, conditions de vie stressantes, naissance prématurée, etc. L'école primaire, et en premier lieu l'école maternelle, les accueille tous, bien que ce niveau de la scolarité ne soit pas (encore?) obligatoire, et elle doit les aider à devenir grands, quelles que soient les contraintes qui pèsent sur leur développement.

Prévenir les difficultés et aider aux apprentissages supposent une évaluation régulière qui renseigne les professionnels de l'enfance et de l'éducation sur les compétences et les difficultés, voire les troubles du développement.

Les psychologues et les médecins disposent d'outils nombreux et sophistiqués pour réaliser des bilans individuels des élèves qui leur sont signalés

1. Université de Nantes, Laboratoire de Psychologie "Éducation, cognition, développement" (Labécd). philippe.guimardd@univ-nantes.fr

comme présentant des difficultés, quel que soit le domaine de ces difficultés (cognitif, langagier, relationnel, sensoriel, etc.). Ces bilans sont ensuite utilisés pour construire un diagnostic et envisager une remédiation, si celle-ci s'avère nécessaire, sous forme, selon les cas, d'interventions pédagogiques ciblées des enseignants dans la classe, de prises en charge par le RASED[2] ou d'autres prises en charge spécifiques en dehors de l'école.

Les évaluations réalisées par les enseignants s'inscrivent dans le processus d'enseignement : voir par exemple les outils d'évaluation et d'aide aux apprentissages en Grande Section et Cours Préparatoire (MEN, 2002). Elles permettent de moduler leurs actions pédagogiques, de mettre en œuvre des actions d'aide et de soutien pour des élèves, de signaler les difficultés de certains d'entre eux auprès des services spécialisés dans l'école et à l'extérieur, et de participer aux procédures d'orientation des élèves. Les outils utilisés permettent un recueil d'informations de nature très diverse (productions orales, écrites, graphiques, motrices, etc.), qui n'ont pas valeur de tests au sens psychométrique du terme (Aubret, 1995 ; Guillevic & Vautier, 1998). Ces évaluations sont donc nécessairement différentes et plus globales que celles réalisées par les psychologues ou les chercheurs. Elles ne permettent ni de déterminer les processus en jeu dans les apprentissages, ni même d'aboutir à un diagnostic.

Toutefois, les enseignants sont dans une position optimale pour observer leurs élèves. Comme l'indiquent par exemple Zazzo (1978), Chevrie-Muller (1999), Taylor *et al.* (2000) et O'Neill et Liljequist (2002), ces professionnels ont une connaissance du fonctionnement de leurs élèves en classe parce qu'ils sont à leur contact au quotidien. Cette connaissance leur permet de décrire des savoir-faire et des difficultés dans les différentes composantes de l'adaptation scolaire des élèves, qu'il s'agisse des domaines enseignés ou des comportements des enfants en classe.

Diverses recherches récentes soulignent ainsi l'intérêt et l'utilité des évaluations réalisées par les enseignants dans une perspective de prévention des difficultés scolaires. On constate notamment que les évaluations réalisées par les enseignants de maternelle sont corrélées avec des évaluations de type psychologique (cognitives, langagières) réalisées dans la même période (Meljac *et al.*, 1999). D'autres travaux, centrés sur la capacité des enseignants de maternelle à prédire l'adaptation ultérieure des élèves, indiquent que leurs prédictions sont bonnes (Mantzicopoulos & Morrison, 1994 ; Quay & Steele, 1998 ; Meljac, Kugler & Mogenet, 2001) et même parfois meilleures que celles issues des tests standardisés (Quay & Steele, 1998). Les études différentielles indiquent en outre que la valeur prédictive individuelle des évaluations des enseignants est généralement comparable à celle qui peut être établie à partir des résultats des élèves à des tests psychométriques (Coleman & Dover, 1993 ; Flynn & Rahbar, 1998 ; Teisl, Mazzocco & Myers, 2001 ; Guimard & Florin, 2007). Par ailleurs, l'évaluation des comportements des élèves en maternelle par les enseignants constitue un bon prédicteur de l'adaptation scolaire ultérieure (Zazzo, 1978 ; Florin, 1991 ; Plazza, 1998 ; Chevrie-Müller, 1999 ; Ecalle, 1999 ; Florin, Guimard & Nocus, 2002 ; Guimard, Florin & Nocus, 2002 ; Guimard & Florin, 2007). Plusieurs auteurs considèrent, en définitive,

2. Réseaux d'Aides Spécialisées aux Elèves en Difficulté (RASED).

que toute évaluation psychométrique devrait intégrer une évaluation scolaire réalisée par les enseignants (Teisl *et al.*, 2001 ; Mantzicopoulos & Morrison,1994 ; Flynn & Rahbar, 1998 ; Guimard, Cosnefroy & Florin, 2007 ; Guimard & Florin, 2008).

L'examen de ces travaux montre cependant que les évaluations sollicitées auprès des enseignants présentent, d'une recherche à l'autre, une grande diversité de contenus. Il peut s'agir, en effet, d'un pronostic de réussite ou d'échec ultérieur dans les apprentissages scolaires, d'un pronostic de redoublement ou de placement dans des classes spécialisées, d'une évaluation du niveau de compétences des enfants dans des domaines prédictifs de la réussite académique, du comportement des élèves en classe, etc. Ces évaluations peuvent également regrouper plusieurs de ces indicateurs, un score global servant alors de mesure pour différencier les élèves et étudier la valeur prédictive individuelle de l'instrument. Outre le fait que cette diversité ne rend pas les résultats des recherches toujours comparables, elle pose, d'un point de vue pragmatique, le problème de la pertinence (ou du choix) des indicateurs à retenir pour rendre compte de l'adaptation des élèves et prédire globalement ou individuellement leur degré d'adaptation ultérieure. En d'autres termes, quels sont les indicateurs présentant la meilleure validité prédictive, sachant, par ailleurs, que la nature et le poids de ces prédicteurs peuvent varier selon la durée de la période sur laquelle porte la prédiction ?

Ce problème se pose sans doute avec moins d'acuité lorsque la finalité des évaluations demandées aux enseignants vise, comme c'est le cas dans la majorité des recherches citées, le repérage des dysfonctionnements sévères. Dans ce type de recherches, la plupart des indicateurs précédemment recensés se révèlent prédictifs ; et c'est d'ailleurs pour cette population d'enfants que les évaluations globales et différentielles des enseignants se révèlent généralement aussi pertinentes que celles établies à partir de tests psychométriques standardisés. En revanche, le problème est plus complexe lorsque l'objectif est la description et la prédiction des difficultés légères ou moyennes puisque, dans ce cas, ces enfants montrent des signes d'inadaptation scolaire tout en réalisant des acquisitions à leur propre rythme. Pourtant, bien que le nombre d'enfants présentant des troubles sévères dans les apprentissages soit inférieur à celui des enfants en difficulté (Ringard, 2000), les études prédictives réalisées auprès de ces derniers sont rares, les instruments d'évaluation restant à construire.

Aussi avons-nous souhaité mettre à disposition des enseignants un outil d'évaluation des comportements et des compétences scolaires, simple d'utilisation et gratuit. Il a été conçu comme un premier niveau d'action dans une perspective de prévention des difficultés d'apprentissage, et il peut être utilisé en lien avec les outils d'évaluation et d'aide aux apprentissages au Cycle 2.

Plusieurs recherches ont été réalisées pour élaborer et valider cet outil, puis le tester auprès de diverses populations d'enfants :

- Recherche exploratoire sur la valeur descriptive d'un questionnaire aux enseignants en moyenne section de maternelle (MSM) et prédictive en CP et CE2.
- Elaboration et validation d'un questionnaire plus précis : étude de sa valeur descriptive en MSM et de sa valeur prédictive sur les compétences langagières au cycle 2.

– Valeur différentielle de ce questionnaire pour l'adaptation scolaire à 5 ans d'enfants nés prématurés.

UN QUESTIONNAIRE POUR LA DESCRIPTION DES COMPORTEMENTS SCOLAIRES : RECHERCHE EXPLORATOIRE

(Guimard & Florin, 2001 ; Florin, Guimard & Nocus, 2002)

En utilisant les données d'une étude longitudinale de six années sur les effets de la scolarisation précoce (Florin, 2000) et comportant un questionnaire d'évaluation des comportements et des compétences scolaires, on a cherché à s'assurer de la valeur descriptive de ce questionnaire en moyenne section de maternelle (MSM) et de sa valeur prédictive globale et différentielle en Cours Préparatoire (CP, 1re année élémentaire) puis au Cours élémentaire 2e année (CE2, 3e année élémentaire).

La population est constituée de 143 enfants de MSM, dont 114 ont pu être évalués en CP et 130 en CE2.

MÉTHODE

- Le questionnaire (MSM) : 11 questions évaluent la participation verbale aux conversations scolaires (PAR), le niveau de langage (NL), les capacités d'intégration en classe (INT), l'attention (ATT), l'autonomie devant une tâche (AUT), les capacités à exécuter une tâche (EXE), l'organisation du travail (ORG), la confiance en soi (COF), les capacités à suivre le rythme de la classe (RYT) et la maîtrise des gestes (MG). Un pronostic d'adaptation scolaire ultérieure (PRO) est également demandé. Pour chaque question, l'enseignant indique la modalité de réponse (niveau bon, moyen ou faible) qui lui semble décrire le mieux les comportements de l'enfant.
- Les évaluations cognitives et langagières (MSM) : chaque enfant a passé un K-ABC (Kaufman & Kaufman, 1983) et plusieurs épreuves évaluant ses compétences langagières : stratégies de compréhension orale (O-52 ; Khomsi, 1987) ; compétences morphosyntaxiques (TCG 3-8 ; Deltour, 1992) ; concepts de base de Boehm (1990).
- Les évaluations en CP : une seule épreuve du K-ABC a été administrée, afin d'évaluer les débuts de la maîtrise de l'écrit : “lecture et déchiffrement”.
- Les évaluations en CE2 : les résultats aux évaluations nationales de français et de mathématiques du Ministère de l'Education Nationale ont été collectés. Par ailleurs les enfants ont été soumis à deux épreuves concernant le langage écrit : identification du mot écrit (IME ; Khomsi, 1994), lecture/compréhension d'énoncés (E-20 ; Khomsi, 1990).

RÉSULTATS

- Aspects descriptifs :
  Les analyses factorielles en composantes principales montrent que les évaluations cognitives et langagières et le questionnaire contribuent à des

facteurs distincts. Le questionnaire constitue une source d'informations différentes et complémentaires des évaluations cognitives et langagières en MSM.

- Aspects prédictifs :

Trois variables (attention, organisation de la tâche, confiance en soi) s'avèrent particulièrement prédictives des résultats en lecture et en français même si leur contribution apparaît plus modeste que celle d'épreuves standardisées (Tableau 1). Les évaluations des enseignants fournissent donc des indicateurs pertinents pour repérer les difficultés précoces et à venir dans la maîtrise de la langue.

Niveau scolaire	Variables prédites	Variables prédictives		
CP	Lecture K-ABC	Suite de mots (K-ABC)	ORG Organisation	Mouv. de mains (K-ABC)
	R2	22 %	28 %	32 %
CE2	Lecture de mots (IME)	TCG 3-8 (langage)	ORG Organisation	
	R2	16 %	20 %	
	Lecture - comp (E-20)	Boehm (langage)	ORG Organisation	O-52 (langage)
	R2	24 %	28 %	31%
	En Français (score global)	TCG 3-8 (langage)	ATT Attention	
	R2	30 %	37 %	
	En Math (score global)	Boehm (langage)	COF Confiance en soi	Mouv. de mains (K-ABC)
	R2	41 %	46 %	50 %

Tableau 1. Analyses de régression pas à pas entre les comportements scolaires et les épreuves cognitives (K-ABC) et langagières (O-52, TCG 3-8 et Boehm) en MSM et les performances en lecture (lecture et déchiffrement du K-ABC) en CP et les résultats en lecture de mots (IME), lecture - compréhension (E-20) et aux évaluations nationales de français (EN Français) et de mathématiques (EN Mathématiques) en CE2. (R2 : % de variance expliquée) [3]

3. Le R2 ou pourcentage de variance expliquée donne une estimation du poids explicatif de la ou des variable(s) prédictive(s) sur la variable prédite.

• Aspects différentiels :
Le questionnaire permet de bien distinguer les élèves « forts » (performances > centile 75) des élèves « faibles » (performances < centile 25) dans les épreuves standardisées de CP et de CE2 et dans les évaluations de français en CE2.

Cette première étude, exploratoire, a ainsi fourni des résultats intéressants, quoique sur une base assez globale, et nous a encouragés à construire un outil de meilleure qualité.

DESCRIPTION DES COMPORTEMENTS SCOLAIRES ET PRÉDICTION DES TRAJECTOIRES DES ÉLÈVES : VALIDATION D'UN NOUVEAU QUESTIONNAIRE Q-EM

(Florin, Guimard & Nocus, 2002)

Les résultats précédents nous ont conduit à élaborer un questionnaire plus précis pour aider les enseignants à décrire plus finement les comportements et les compétences de leurs élèves. Ce nouveau questionnaire (Q-EM : questionnaire pour l'école maternelle) a été testé dans une étude longitudinale couvrant une période de cinq ans, de la MSM à la troisième année primaire (CE2).

• Objectifs de la recherche :
Deux objectifs ont guidé cette deuxième étude, conduite selon deux plans : transversal et longitudinal.
  - Il s'agissait d'abord d'étudier la valeur descriptive de ce nouveau questionnaire renseigné par les enseignants en Moyenne Section de Maternelle (MSM).
  - Secondairement, on se proposait de tester sa valeur prédictive sur les compétences langagières (lecture/écriture) au cycle 2 : Grande Section de Maternelle (GSM), Cours Préparatoire (CP), Cours Élémentaire première année (CE1) et au début du cycle 3 (CE2).

• Population : 102 enfants (55 filles et 47 garçons) âgés en moyenne de 4 ans 6 mois (écart-type 3 mois) ont participé à cette étude à partir de la classe de MSM.

MÉTHODE

• Le questionnaire (Q-EM) :
Ce nouveau questionnaire comporte 20 questions, dont 9 sont reprises du questionnaire précédent. 11 nouvelles questions appréhendent le fonctionnement langagier (qualité de la participation verbale, niveau en vocabulaire, en prononciation, etc.), certains aspects du fonctionnement cognitif et moteur (mémorisation, raisonnement, maîtrise du nombre et niveau en éducation physique et sportive), les capacités à respecter les règles de la vie en classe et la présence de signes de fatigue durant les activités.

L'enseignant indique la modalité de réponse qui lui semble décrire le mieux les comportements de l'enfant. Les données sont collectées au 2ème trimestre de chaque année scolaire, ce qui permet aux enseignants d'avoir une bonne représentation des comportements scolaires de leurs élèves.

Voici quelques exemples d'items du questionnaire:

– Pour le langage (vocabulaire), et par rapport au niveau moyen de votre classe, le jugez-vous:
  * Bon * Moyen * Insuffisant
– Est-il capable d'attention:
  * Régulière, durable * Irrégulière, peu durable
  * A généralement du mal à fixer son attention.
– Dans l'exécution d'une tâche, peut-on dire qu'il:
  * Sait organiser son travail (prévoit à l'avance les étapes)
  * Organise au fur et à mesure des consignes
  * Ne sait pas organiser (exécute sur ordre)

• Les évaluations cognitives et langagières:

A chaque niveau scolaire, de la MSM au CE2, les enfants ont été soumis à différentes évaluations.

MSM: Comme dans l'étude précédente, les enfants ont passé le K-ABC (Kaufman & Kaufman, 1983). Leurs compétences en langage oral ont été évaluées au moyen de la batterie "Évaluation du Langage Oral" (ELO, de Khomsi, 2001) qui rend compte de multiples aspects: lexique en réception, lexique en production, lexique d'actions, répétition de mots, compréhension orale, répétition d'énoncés et production d'énoncés.

GSM: une épreuve de Prélecture a été conçue et utilisée pour les besoins de la recherche. Elle propose aux enfants de reconnaître des lettres, des mots fréquents et des mots sans signification parmi un ensemble de distracteurs.

CP et CE1 : Deux épreuves de lecture ont été administrées, lecture de mots (IME de Khomsi, 1994) et lecture-compréhension (E-20 de Khomsi, 1990).

CE2: Les résultats aux évaluations nationales en français et en mathématique du Ministère de l'Education Nationale ont été collectés en début d'année scolaire afin d'obtenir une estimation du niveau scolaire des élèves dans ces deux domaines.

RÉSULTATS

• Aspects descriptifs:

Les analyses factorielles en composantes principales confirment les résultats précédents. Les évaluations réalisées par les enseignants de MSM se différencient des évaluations cognitives et langagières et apportent une source complémentaire d'informations.

• Aspects prédictifs:

Les variables prédictives diffèrent selon le niveau scolaire et le type de compétences ciblées. Toutefois, les capacités de raisonnement, l'organisation du travail et la prédiction de l'adaptation scolaire ultérieure sont les variables du questionnaire les plus prédictives de la maîtrise de la langue aux niveaux scolaires considérés. La contribution de ces variables à l'explication des performances langagières (lecture, orthographe, par exemple) est supérieure à celle des épreuves standardisées (cf. Tableau 2).

Niveau scolaire	Variables prédites	Variables prédictives					
GSM	Lecture de mots	Q13 Organisat.	Suite de mots (K-ABC)	Q10 Mémoire	Q5 Prononciat	Q20 Pronostic	Q17 Psycho moteur
	R2	16,5 %	21,6 %	25,6 %	28,5 %	33 %	36,5 %
CP	Lecture-comp.	Q13 Organisat.	Q17 Psychomot.	Q20 Pronostic			
	R2	12,5 %	16,1 %	23,5 %			
CE1	Lecture de mots	Q18 Raison.	Q6 Compréhens.	Suite de mots (K-ABC)			
	R2	10,6 %	14,5 %	18 %			
	Lecture-comp.	Q13 Organisa.	Q6 Compréhens.	Lexique prod.(ELO)			
	R2	9,5 %	13,1 %	16,5 %			
CE2	Français (score global)	Q7 Attention	Suite de mots (K-ABC)	Lexique prod. (ELO)	Rec. Person. (K-ABC)		
	R2	16 %	25 %	30 %	33,3 %		
	Math (score global)	Q20 Pronostic	Triangle (K-ABC)	Q7 Attention	Suite de mots (K-ABC)	Q1 Participat.	
	R2	15,3 %	21,7 %	25,4 %	29,6 %	33 %	

Tableau 2. Analyses de régression pas à pas entre les items du questionnaire, du K-ABC et de ELO en MSM et les performances à l'épreuve de lecture de mots de GSM, à l'épreuve de lecture-compréhension de CP, aux épreuves de lecture de mots et de lecture compréhension de CE1 et aux évaluations nationales de CE2 en Français et en Mathématiques. (R2 : % de variance expliquée).

VALEUR DIFFÉRENTIELLE DU QUESTIONNAIRE : ÉTUDE DE L'ADAPTATION SCOLAIRE À 5 ANS D'ENFANTS NÉS PRÉMATURÉS [4]

Le questionnaire ainsi élaboré a été administré, dans une nouvelle étude, à des enfants nés prématurés et à des enfants témoins scolarisés en GSM (âgés de 5 ans en moyenne) pour examiner si des variables de la période périnatale sont en lien avec l'évaluation par les enseignants. Il s'agit ainsi de déterminer la valeur différentielle du questionnaire auprès d'une population d'enfants dont certains sont « à risque » pour la suite de leur développement.

Ont participé à cette étude :
- 133 enfants nés prématurés (PT, nés avant 33 semaines AG) faisant partie du suivi de cohorte EPIPAGE [5] lancé par l'INSERM en 1997 ;
- 126 enfants « contrôle » (C), scolarisés dans les mêmes écoles maternelles de la région nantaise que les enfants PT.

MÉTHODE

Pour tous les enfants de cette étude, on a recueilli les questionnaires Q-EM renseignés par leurs enseignants de GSM. Pour les enfants nés prématurés, on dispose d'un bilan à la fois médical et psychologique :
- examen neurologique simplifié dérivé de l'examen de Touwen (Fily *et al.*, 2003) : 16 items couvrant le tonus, les réflexes, la coordination et l'équilibre ;
- évaluation des capacités cognitives (K-ABC ; Kaufman & Kaufman, 1983).

Les deux examens permettent de considérer plusieurs profils d'enfants :
- normal ;
- limite : dysfonctionnement neurologique mineur sans retard mental – MND ;
- pathologique incluant une atteinte cérébrale sans retard mental (CP) ;
- atteinte cérébrale avec retard mental (CP + MR) ;
- dysfonctionnement neurologique mineur avec retard mental (MND + MR) ;
- retard mental avec examen neurologique normal (MR).

PRINCIPAUX RÉSULTATS

Principales différences entre enfants nés prématurés et groupe contrôle

Les enfants nés prématurés se distinguent significativement de la population contrôle avec une appréciation plus souvent négative de leur comportement et de leurs compétences scolaires ($p < 0.01$). Cette différence est particulièrement nette pour plusieurs items concernant :

4. Etude réalisée avec S. Nguyen The Tich, B. Laroque, E. Le Mauff, et J.C.Rozé (CHU de Nantes, Hôpital Mère-Enfant)

5. *EPIPAGE* (Etude EPIdémiologique sur les Petits Ages GEstationnels) est une étude de cohorte réalisée par l'INSERM pour mieux connaître le développement des enfants grands prématurés. Elle implique 9 régions de France dont celle des Pays de la Loire d'où sont issues les données présentées ici.

– les compétences langagières : participation à la conversation scolaire, niveau de vocabulaire ;
– certaines compétences non verbales : maîtrise des gestes, motricité globale, compétences arithmétiques ;
– des comportements scolaires dans l'exécution d'une tâche : rapidité, organisation du travail, suivi du rythme de la classe, autonomie.

Ceci pose la question d'une atteinte possible des fonctions exécutives (cf. l'étude de Bohm *et al.*, 2002, sur 182 enfants PT testés par la Nepsy, ou l'étude d'Anderson & Doyle, 2004, Deforge *et al.,* ce volume p. 107).

Le pronostic d'adaptation scolaire ultérieur est plus souvent négatif que dans le groupe contrôle.

Analyse différentielle

Parmi les 81 enfants PT normaux ou limites, seuls 7,4 % sont considérés comme ayant une faible adaptation scolaire par les enseignants (score > 38/60), ce qui n'est pas statistiquement différent des résultats pour la population contrôle (6,1 %). Parmi les 52 enfants au profil considéré comme pathologique, la moitié (46 %) a une faible adaptation scolaire. Etre considéré comme normal après un examen médical est fortement prédictif d'une bonne adaptation scolaire (à 92 %).

Parmi les enfants PT ayant un faible score d'adaptation scolaire, 83 % étaient atteints d'une pathologie. Les enfants PT qui ont seulement des signes moteurs ne sont pas évalués de manière différente des enfants du groupe contrôle.

Chez les enfants nés prématurés, les évaluations des enseignants sont significativement corrélées aux évaluations cognitives (K-ABC). Les enfants qui ont un score clinique à l'examen moteur, mais sans retard mental (CP ou MND), ont une adaptation scolaire similaire à celle de la population contrôle.

Si l'on compare les 81 enfants au profil normal ou limite à la population contrôle, une analyse qualitative du questionnaire montre que les premiers ont significativement plus de difficultés pour deux items : la rapidité dans l'exécution d'une tâche ($p = 0.05$) et l'organisation du travail ($p = 0.04$), deux items qui constituent des prédicteurs des performances scolaires en français et mathématiques aux évaluations nationales de CE2. Les enfants qui ont manifesté des difficultés motrices au test de Touwen (MND) sont évalués plus négativement que la population contrôle pour deux items : motricité globale comme attendu ($p = 0.02$) et arithmétique ($p = 0.02$).

Les évaluations des enseignants permettent donc d'identifier un groupe d'enfants prématurés « à risque » qui présentent des caractéristiques biologiques et psychologiques différentes de celles des autres enfants prématurés. Ceci peut aider à être plus attentif à l'apparition de difficultés d'apprentissage dans les domaines mis en évidence : capacités motrices et arithmétiques.

Certaines variables de la période périnatale, non connues des enseignants, sont significativement liées à une mauvaise adaptation scolaire. Ces variables se rapportent à une mesure de la gravité du tableau biomédical initial, de la gravité pendant l'hospitalisation ou d'une atteinte cérébrale a minima[6].

6. Lésion ou dysfonctionnement cérébral postulé pour rendre compte de troubles comme l'instabilité psychomotrice ou l'hyperactivité avec trouble de l'attention.

Nos résultats confirment ceux d'autres études sur le devenir d'enfants prématurés, incluant des questionnaires, comportant le plus souvent plus de questions que le Q-EM, renseignés par les enseignants (Achenbach *et al.*, 1993 ; Conners *et al.*, 1998 ; McGee *et al.*, 1985 ; Rutter, 1967).

CONCLUSION

Les évaluations réalisées par les enseignants au moyen du questionnaire Q-EM se différencient des tests standardisés et apportent une contribution notable à la prédiction des performances scolaires ultérieures. La connaissance que les enseignants ont du fonctionnement de leurs élèves en classe, de leurs savoir-faire et de leurs difficultés peut contribuer à expliquer ces résultats (Zazzo, 1978 ; O'Neill & Liljequist, 2002). C'est pourquoi des évaluations de ce type sont utilisées régulièrement dans d'autres pays, notamment anglo-saxons. Les évaluations par les enseignants de maternelle ne permettent, bien sûr, ni de déterminer les processus en jeu dans les apprentissages, ni d'aboutir à un diagnostic pour les élèves en difficulté ; d'autres types d'évaluations sont nécessaires pour cela. Cet outil est un moyen simple et utile de repérage des enfants en difficulté en maternelle, en vue d'un dialogue avec d'autres professionnels que sont les psychologues et les médecins scolaires. Ceci vaut pour les enfants tout-venants, mais aussi pour des enfants à risque, dont certains sont nés prématurés.

Les résultats obtenus confirment, comme le préconisent les textes ministériels français récents, que les enseignants ont un rôle essentiel à jouer dans la prévention précoce des difficultés scolaires des enfants. Nos travaux permettent de déterminer la valeur prédictive de ce questionnaire sur les résultats des élèves à des épreuves cognitives et langagières jusqu'en CE2 (4 ans après la MSM).

Le repérage des enfants risquant de se trouver en difficulté dans les apprentissages fondamentaux et l'identification de leurs difficultés spécifiques en fin de maternelle constituent les deux étapes nécessaires à une prise en charge précoce et efficace des difficultés scolaires. Celle-ci doit se faire dans le cadre normal de la classe, afin d'éviter tout effet de stigmatisation, et être accompagnée d'une prise en charge extrascolaire si nécessaire.

L'aide aux apprentissages suppose d'abord une évaluation des compétences et des difficultés, même si la culture de l'évaluation est encore inégalement partagée par les enseignants d'école maternelle. Ensuite, l'aide aux apprentissages passe par des interventions dans la classe ou en dehors, en fonction des résultats de ces évaluations. On voit mal comment on pourrait ajuster l'enseignement aux besoins des enfants, sans savoir précisément où ils en sont de leurs acquisitions à un moment donné. Et une telle aide suppose une prise en compte de la dynamique d'évolution des enfants, sachant que le développement est rarement linéaire, et que des stagnations, voire certaines régressions peuvent faire partie du développement normal.

Les outils d'évaluation et d'aide aux apprentissages[7] au Cycle 2 (GSM et CP) sont des outils créés pour les enseignants. Ils concernent des domaines

7. www.banqoutils.education.gouv.fr

très variés, avec une attention particulière portée à la maîtrise du langage : phonologie, lexique, langage en situation (compréhension), communication, langage d'évocation (récit), représentation de l'écrit, écriture. S'y ajoutent des outils concernant la structuration de l'espace et du temps, la mémorisation, l'attention, les mathématiques, les compétences motrices, les activités graphiques.

Le questionnaire pour les élèves d'école maternelle (Q-EM) permet de repérer des difficultés qui se traduisent dans les comportements scolaires, la manière d'appréhender une activité scolaire, avant de s'exprimer dans les résultats à des épreuves cognitives et langagières. Par son utilisation rapide et simple, il facilite l'aide aux apprentissages et au développement, dès les débuts de la scolarisation, c'est-à-dire avant que ces difficultés se cristallisent et deviennent plus résistantes à une intervention pédagogique. Il peut s'avérer particulièrement utile pour les enfants nés prématurés, dont certains ont un développement à risque.

RÉFÉRENCES

Achenbach, T.M., Howell, C.T., Aoki, M.F & Rauh, V.A. (1993). Nine-year outcome of the Vermont intervention program for low birth weight infants. *Pediatrics, 91*, 1, 45-55.

Anderson, P.J. & Doyle, L.W. (2004). Executive functioning in school-aged children who were born very preterm or with extremely low birth weight in the 1990s. *Pediatrics, 114*, 1, 50-57.

Aubret, J. (1995). Psychologie de l'évaluation. In D. Gaonac'h & C. Golder (Eds), *Manuel de psychologie pour l'enseignant* (pp. 540-571). Paris : Hachette, .

Boehm, A.E. (1990). *Test des concepts de base de Boehm : version préscolaire.* Paris : Editions du CPA.

Bohm, B., Katz-Salamon, M., Institute, K., Smedler, A.C., Lagercrantz, H. & Forssberg, H. (2002). Developmental risks and protective factors for influencing cognitive outcome at 5 1/2 years of age in very-low-birthweight children. *Developmental Medicine and Child Neurology, 44*, 8, 508-516.

Caglar, H. (1989). *La psychologie scolaire.* Paris : Presses Universitaires de France.

Chevrie-Muller, C. (1999). Questionnaire "langage et comportement - 3 ans 1/2". *Les cahiers pratiques de l'ANAE*, 1-16.

Coleman, J.M. & Dover G.M. (1993). The RISK screening test : using Kindergarten teacher'ratings to predict future placement in resource classrooms. *Exceptional Children, 59*, 5, 468-477.

Conners, C.K., Sitarenios, G., Parker, J.D. & Epstein, J.N. (1998). Revision and restandardization of the Conners Teacher Rating Scale (CTRS-R) : factor structure, reliability and criterion validity. *Journal of Abnormal Child Psychology, 26*, 4, 279-291.

Deltour, J.J. (1992). *Test de closure grammaticale pour enfants de 3 à 8 ans* (TCG 3-8). Liège : Presses Universitaires de Liège.

Dumas, J.E. (2005). *Psychopathologie de l'enfant et de l'adolescent.* Bruxelles : De Boeck.

Ecalle, J. (1999). Prédiction de la réussite scolaire en lecture-écriture au cycle II. *Revue Européenne de Psychologie Appliquée, 50*, 1, 81-85.

Fily, A., Truffert, P., Ego, A., Depoortere, M.H., Haquin, C., & Pierrat, V. (2003). Neurological assessment at five years of age in infants born preterm. *Acta Paediat, 92*, 12, 1433-1437.

Florin, A. (1991). *Pratiques du langage à l'école maternelle et prédiction de la réussite scolaire.* Paris : Presses Universitaires de France.

Florin, A. (2000). *La scolarisation des enfants de deux ans et autres modes d'accueil.* Paris : INRP.

Florin, A., Guimard, P. & Nocus, I. (2002). Les évaluations des enseignants et la prédiction des compétences langagières de leurs élèves : études longitudinales à l'école maternelle et élémentaire. *Le Langage et l'Homme, 37*, 2, 175-190.

Flynn, J.M. & Rahbar, M. H. (1998). Improving teacher prediction of children at risk for reading failure. *Psychology in the schools, 35*, 2, 163-172.

Guillevic, C. & Vautier, S. (1998). *Diagnostic et tests psychologiques.* Paris : Nathan Université.

Guimard, P. & Florin, A. (2001). Comportements scolaires en moyenne section de maternelle et prédiction de la réussite scolaire à l'école élémentaire. *Psychologie et Psychométrie, 22*, 1, 75-100.

Guimard, P., Florin, A. & Nocus, I. (2002). Comment les enseignants d'école maternelle peuvent-ils prédire les trajectoires scolaires de leurs élèves ? *Revue Européenne de Psychologie Appliquée, 52,* 1, 63-76.

Guimard, P. & Florin, A. (2007). Les évaluations des enseignants en grande section de maternelle sont-elles prédictives des difficultés de lecture au cours préparatoire ? *A.N.A.E., 91,* 5-17.

Guimard, P., Cosnefroy, O. & Florin, A. (2007). Évaluation des comportements et des compétences scolaires par les enseignants et prédiction des performances et des parcours scolaires à l'école élémentaire et au collège. *Orientation Scolaire et Professionnelle, 36*, 2, 179-202.

Guimard, P. & Florin, A. (2008). Evaluer les compétences et les trajectoires scolaires : nouvelles perspectives d'évaluation. In J.M. Hoc & Y. Corson (Eds.), *Actes du Congrès 2007 de la Société Française de Psychologie* [http://www.sfpsy.org], (pp. 141-149).

Kaufman, A.S. & Kaufman, N.L. (1983). Kaufman Assessment Battery for Children (K-ABC), American Guidance Service (Adaptation française : *Batterie pour l'examen psychologique de l'enfant*, 1993. Paris : Editions du CPA).

Khomsi, A. (1987). *Epreuve d'évaluation des stratégies de compréhension en situation orale* : O-52, Paris : Editions du CPA.

Khomsi, A. (1990). *Epreuve collective d'évaluation des compétences en lecture* : E-20, Paris, Editions du CPA.

Khomsi, A. (1994). *Epreuve d'identification de mots écrits* : IME. Paris : Editions du CPA.

Khomsi, A. (2001). *Evaluation du langage oral* : ELO, Paris : Editions du CPA.

Mantzicopoulos, P.Y. & Morrison, D. (1994). Early prediction of reading achievement. Exploring the relationship of cognitive and noncognitive measures to inaccurate classifications of at-risk status. *Remedial and special education, 4*, 244-251.

McGee, R., Williams, S., Bradshaw, J., Chapel, J.L., Robins, A. & Silva, P.A. (1985). The Rutter scale for completion by teachers : factor structure and relationships with cognitive abilities and family adversity for a sample of New Zealand children. *Journal of Child Psychology and Psychiatry, 26*, 5, 727-739.

Meljac, C., Kugler M., Mogenet, J.L. & Bailly, L. (1999). *Génèse et fabrique des difficultés en lecture : chronique d'un échec annoncé. Étude longitudinale et comparée d'enfants au cours de leur apprentissage lexique de la grande section au cours préparatoire.* Rapport terminal de recherche réalisé pour la Fédération de l'Education Nationale. Paris : Hôpital Ste-Anne.

Meljac, C., Kugler, M. & Mogenet, J.L. (2001). Prévision, prédiction, anticipation et apprentissage de la lecture. *Pratiques psychologiques, 1*, 81-97.

Ministère de l'Education Nationale (2002). Les nouveaux programmes de l'école primaire. *Bulletin Officiel de l'Education Nationale*, HS 1.

Ministère de l'Education Nationale (2008). Horaires et programmes d'enseignement de l'école primaire. *Bulletin Officiel de l'Education Nationale*, HS 3.

O'Neill, K.B. & Liljequist, L. (2002). Strategies used by teachers to rate student behavior. *Psychology in the schools, 39*, 1, 77-85.

Plazza, M. (1998). Impact des difficultés précoces du langage sur la conscience phonologique d'enfants scolarisés en GSM. *Approche Neuropsychologique des Apprentissages chez l'Enfant, 10,* 48, 93-98.

Quay, L.C. & Steele, D.C. (1998). Predictive children achievement from teacher judgements: an alternative to standardized testing. *Early Education and Development, 9*, 3, 207-218.

Ringard, J.C. (2000). *A propos de l'enfant dysphasique et de l'enfant dyslexique.* Rapport remis au ministre de l'Éducation Nationale, Ministère de l'Éducation Nationale.

Rutter, M.A. (1967). Children's behaviour questionnaire for completion by teachers: preliminary findings. *Journal of Child Psychological Psychiatry, 8*, 1, 1-11.

Taylor, H.G., Anselmo, A., Foreman, A.L., Schatschneider, C., Angelopoulos, J. (2000). Utility of kindergarten teacher judgments in identifying early learning problems. *Journal of Learning Disabilities, 33*, 2, 200-210.

Teisl, J.T., Mazzocco, M.M., Myers, G.F. (2001). The utility of kindergarten teacher ratings for predicting low academic achievement in first grade. *Journal of Learning Disabilities, 34,* 3, 286-293.

Zazzo, B. (1978). *Un grand passage: de l'école maternelle à l'école élémentaire.* Paris: Presses Universitaires de France.

Zazzo, R. (1967). *Manuel pour l'examen psychologique de l'enfant.* Neuchâtel: Delachaux & Niestlé.

ANNEXES

Présentation, codage et utilisation du Questionnaire pour les élèves d'Ecole Maternelle (Q-EM)[8]

PRÉSENTATION

Ce questionnaire a été conçu pour aider les enseignants à repérer les modalités habituelles de fonctionnement des enfants à l'école maternelle, et leur donner un outil de dialogue avec leurs partenaires de l'école (collègues, membres du RASED, médecin scolaire), qui soit gratuit, commode d'utilisation et validé. Il n'a pas de valeur diagnostique, et doit être conçu comme un outil pédagogique d'évaluation.

La validation a été effectuée en suivant deux cohortes d'élèves de moyenne section de maternelle jusqu'en CE2 (écoles de la région nantaise) et auprès d'un échantillon représentatif de grandes sections sur la France entière (échantillon constitué par la DEP: Direction de l'Evaluation et de la Prospective, Ministère de l'Education Nationale).

Pour le suivi des cohortes, chaque élève a été soumis à une douzaine d'épreuves chaque année de la moyenne section de maternelle au CE1 (Epreuves de la Batterie du K-ABC, identification d'intrus phonologique, jugement d'agrammaticalité, répétition de mots, lexique en production, reconnaissance de lettres, de mots et de non mots, attention partagée, mémoire à long terme et mémoire de travail, organisation dans une tâche, capacités numériques, graphisme). En CE2 ont été considérés les résultats des élèves aux évaluations nationales (score en français, score en mathématiques et score global). Chaque année, l'enseignant de la classe correspondante remplissait le questionnaire pour chaque élève. On a ainsi pu calculer les liens existant chaque année entre les réponses aux différentes questions du questionnaire, le score global au questionnaire et les résultats des élèves aux différentes épreuves. De même, les résultats de chaque année ont été mis en lien avec les résultats des années suivantes. Cette étude a permis de mesurer la qualité descriptive du questionnaire par rapport à d'autres sources d'informations et sa qualité prédictive pour les résultats à l'école élémentaire à partir des données recueillies en moyenne section et en grande section de maternelle.

Les données recueillies sur un échantillon national ont permis d'ajuster les conclusions précédentes et de connaître le point de vue des enseignants sur son intérêt et son utilisation.

Le temps nécessaire pour remplir le questionnaire est en moyenne de trois minutes. Pour quelques enfants, des enseignants ont déclaré avoir besoin d'observations complémentaires avant de répondre à certaines questions.

CODAGE ET UTILISATION

Le principe de codage est simple. Pour chacune des 20 questions, on attribue 3 points à la modalité de réponse la plus positive (la première), 2 points à la seconde, 1 point à la troisième. Les deux questions non numérotées sur la vision et l'audition ne sont pas intégrées dans le calcul du score.

Comme on incite l'enseignant à répondre à toutes les questions, sans en omettre une seule, et à choisir l'une des trois modalités de réponse, il n'y a normalement pas

8. Auteurs: Agnès FLORIN, Philippe GUIMARD & Isabelle NOCUS, Université de Nantes (Labécd, EA3259)

d'absence de réponse, qui serait notée 0 point. Le score total varie donc de 20 à 60 points. D'après les études réalisées sur des élèves tout-venants et sur une population d'enfants nés prématurés, avec une validation annuelle au moyen de diverses épreuves de compétences scolaires jusqu'en CE2, un score inférieur à 45 en moyenne ou grande section de maternelle peut être un indicateur de difficultés ultérieures dans l'adaptation scolaire de l'enfant.

Cet outil a une valeur statistique et donne une bonne description des fonctionnements scolaires des élèves ; il constitue aussi un prédicteur statistique, dès la moyenne section, des résultats scolaires de cohortes d'élèves jusqu'en CE2. Il peut être utilisé depuis la moyenne section jusqu'au CE2, et peut-être au-delà, mais nous ne l'avons pas testé sous cette forme pour la fin du cycle 3[8].

Pour un élève en particulier, il peut constituer un instrument de dialogue utile entre l'enseignant et les membres du RASED ou le médecin scolaire. Il n'a pas valeur diagnostique, et doit, dans cette perspective, être accompagné d'autres explorations.

Pour le cas où un questionnaire allégé serait souhaité, une attention particulière peut être portée aux quatre questions suivantes, qui permettent, d'après nos validations, une bonne prédiction des trajectoires scolaires jusqu'en CE1. On calcule alors un score variant de 4 à 12. Un score inférieur ou égal à 8 sur ce groupe de questions doit être considéré comme score critique et des explorations complémentaires peuvent alors être recommandées:

- 10 : mémorisation
- 14 : confiance en soi,
- 18 : raisonnement,
- 20 : pronostic pour le niveau scolaire supérieur.

Remarques

Il est possible de calculer des sous-scores selon les domaines auxquels on s'intéresse : langage (questions 1 à 6), comportements face à une tâche scolaire (questions 7 à 13), etc.

Attention aux comparaisons entre élèves : des scores équivalents peuvent résulter de combinaisons de réponses bien différentes : une majorité de réponses 2 peut être équivalente à une addition de réponses 3 et de réponses 1. Classiquement, les réponses 2 peuvent être interprétées comme des jugements négatifs atténués et les performances des élèves ainsi évaluées sont plus proches de celles des élèves qui reçoivent un score 1 que de celles des élèves qui reçoivent un score 3.

Enfin, il est important de souligner que cet outil s'intègre dans une perspective dynamique d'évolution des élèves. Il constitue une photo des comportements d'un élève à un moment donné, mais le développement normal est fait à la fois d'évolutions rapides, de stagnations pendant certaines périodes, voire de quelques régressions. Les résultats ne sauraient figer une représentation de l'élève, et répondre au questionnaire quelques mois après une première utilisation permet de repérer cette dynamique d'évolution.

Ce questionnaire est conçu pour aider à repérer les compétences des élèves, et aussi les difficultés éventuelles avant qu'elles ne deviennent plus résistantes à une intervention dans la classe ou en dehors.

8. Une version antérieure simplifiée du questionnaire a été utilisée dans le suivi du Panel CP jusqu'en 6e par le Ministère de l'Education Nationale (DEP). Le score à ce questionnaire demeure un bon prédicteur des résultats des élèves aux évaluations nationales de 6e.

QUESTIONNAIRE POUR LES ÉLÈVES DE MATERNELLE (Q-EM)

Agnès Florin, Philippe Guimard, Isabelle Nocus, Université de Nantes (Labécd, EA 3259)

Nom et prénom:	Sexe: ....
Date de naissance:	Age: ....
Date de réponse au questionnaire:	Classe: ....

Il est important de répondre à toutes les questions, sans en omettre. Indiquez, pour chaque question, le comportement actuel de l'enfant ou le comportement le plus fréquent en entourant le chiffre correspondant. Le score total est la somme des chiffres entourés.

Score total: /60

1. Pour la conversation scolaire, peut-on dire qu'il (elle) participe:
• beaucoup 3
• moyennement 2
• peu ou pas du tout 1

2. Pour la conversation scolaire, peut-on dire qu'il participe:
• souvent à bon escient 3
• rarement à bon escient (s'intègre peu dans le fil de la discussion) 2
• impossible de se prononcer (incompréhensible ou ne parle pas en groupe) 1

3. Pour le langage (vocabulaire), le jugez-vous:
• bon 3
• moyen 2
• insuffisant 1

4. Pour le langage (syntaxe), le jugez-vous:
• bon 3
• moyen 2
• insuffisant 1

5. Pour le langage (prononciation), le jugez-vous:
• bon 3
• moyen 2
• insuffisant 1

6. Si vous vous adressez individuellement à lui par son prénom, et sans le regarder, pour lui donner une consigne simple ou l'interroger sur ce qu'il est en train de faire, pouvez-vous dire que:
• il montre qu'il vous a compris 3
• vous doutez qu'il ait compris 2
• il ne manifeste pas de réaction, verbale ou autre 1

7. Est-il capable d'une attention:
- régulière, durable 3
- irrégulière, peu durable 2
- a généralement du mal à fixer son attention 1

8. Devant une tâche, fait-il preuve d'une certaine autonomie:
- se débrouille tout seul 3
- cherche à se faire aider 2
- ne cherche pas à se faire aider, mais est vite "dépassé" 1

9. Dans l'exécution d'une tâche, est-il plutôt:
- rapide 3
- ni rapide, ni lent 2
- lent 1

10. Dans les activités mettant en jeu la mémoire (comptines, histoires, ...) peut-on dire qu'il a:
- une bonne mémorisation 3
- de légères difficultés 2
- de sérieuses difficultés 1

11. Pendant les activités scolaires, présente-t-il des signes de fatigue:
- rarement 3
- de temps en temps ou pour certaines activités 2
- souvent 1

12. A votre avis, pour suivre le rythme de la classe, peut-on dire qu'il:
- n'a aucun problème (suit naturellement le rythme) 3
- a besoin d'être soutenu, encouragé 2
- a besoin d'être contraint, rappelé à l'ordre 1

13. Dans l'exécution d'une tâche, peut-on dire qu'il:
- sait organiser son travail (prévoit à l'avance les étapes) 3
- organise au fur et à mesure des consignes 2
- ne sait pas organiser (exécute sur ordre) 1

14. Dans les activités scolaires, montre-t-il:
- une confiance en soi justifiée (se sent capable et se débrouille bien) 3
- une trop grande confiance en soi (évalue mal les difficultés et ses possibilités)... 2
- un manque de confiance en soi (éventuellement renonce) 1

15. Dans la vie de la classe, peut-on dire qu'il:
- respecte sans difficulté les règles de vie collective 3
- a quelques difficultés à respecter les règles fixées 2
- ne respecte les règles de vie que sous la contrainte 1

16. Dans les activités mettant en jeu la maîtrise des gestes (graphisme, travaux manuels), il a:
- une bonne maîtrise 3
- quelques difficultés pour certaines activités 2
- de sérieuses difficultés 1

17. Participe-t-il aux activités d'éducation physique et sportive avec :
- une bonne maîtrise 3
- quelques difficultés pour certaines activités 2
- de sérieuses difficultés 1

18. Dans les activités de raisonnement (résolution de problème, activités logiques, ...), il :
- sait mettre en jeu des stratégies de tâtonnement, sans aide extérieure.......... 3
- sait mettre en jeu des stratégies de tâtonnement, avec une aide extérieure 2
- a des difficultés à mettre en œuvre des stratégies 1

19. Dans les activités mettant en jeu l'approche du nombre (comparer, trier, ordonner des objets), il a :
- une bonne maîtrise 3
- quelques difficultés pour certaines activités 2
- de sérieuses difficultés 1

20. Compte tenu de ce qu'il est actuellement, pensez-vous que dans le niveau scolaire supérieur, il aura :
- aucune difficulté d'adaptation 3
- de légères difficultés d'adaptation 2
- de sérieuses difficultés d'adaptation 1

Vision

rien à signaler ☐ corrigée, rien à signaler ☐

corrigée, mais à examiner ☐

pas de correction, mais ☐ à examiner ☐

Audition

rien à signaler ☐

à examiner ☐

Collection Troubles du développement psychologique et des apprentissages
Le développement de l'enfant né prématuré
Daniel Mellier (Ed.)
Solal éditeur, Marseille - 2011.

H. DEFORGE [1]
A.-M. TONIOLO [2]
J.-M. HASCOËT [1]

PRÉMATURITÉ ET FONCTIONS EXÉCUTIVES

INTRODUCTION : POUR UNE MEILLEURE COMPRÉHENSION DES TROUBLES DÉVELOPPEMENTAUX LIÉS A LA PRÉMATURITÉ

La prématurité est susceptible d'être à l'origine de séquelles « majeures » (retard mental, troubles sensoriels, paralysie cérébrale) généralement diagnostiquées au cours des premiers mois de la vie. Elle peut également entraîner des séquelles « mineures ». Celles-ci font référence à un ensemble de troubles affectant différents secteurs de la cognition et du comportement, de révélation souvent tardive (Aylward, 2005 ; Luciana, 2003). Si l'incidence des troubles majeurs liés à la prématurité demeure constante, celle des séquelles légères augmente depuis plusieurs années, parallèlement à l'augmentation du nombre d'enfants anciens prématurés survivants (Aylward, 2002).

De fait, il est fondamental de mieux comprendre la pathogenèse des troubles développementaux relevés chez un certain nombre d'enfants anciens prématurés, en précisant les déficits sous-jacents ou les processus en cause dans leur apparition. Il est nécessaire également de prendre en compte la variabilité inter-individuelle au sein de cette population. En effet, les troubles évoqués ne concernent qu'une partie des enfants nés prématurément, tandis que certains réalisent des performances cognitives supérieures – parfois largement – à celles des enfants témoins nés à terme.

L'attention, et plus globalement les processus exécutifs, se trouvent être des candidats de choix (Van de Weijer-Bergsma *et al.*, 2008) dans cette double perspective. Ainsi, plusieurs auteurs proposent que les difficultés précoces éprouvées par les enfants nés avant terme pour réguler leur attention, pour-

1. Maternité régionale de Nancy – helene.deforge@nancy2.fr
2. Laboratoire de Psychologie des Universités Lorraines – toniolo@nancy2.fr

raient rendre compte d'au moins une partie de la variabilité relevée chez ces enfants. Elles pourraient également expliquer leur vulnérabilité en tant que groupe, relativement aux troubles du développement et aux problèmes d'apprentissage (Davis & Burns, 2001).

Dans une visée de prévention et de prise en charge, il est ainsi primordial de préciser les répercussions possibles d'une naissance prématurée au niveau exécutif. L'objectif ultime est l'amélioration de la qualité de vie de l'enfant et de sa famille.

FONCTIONNEMENT EXÉCUTIF

Le terme de « fonctions exécutives » (*executive functions*) a été introduit par Luria (1966) pour décrire les fonctions cognitives de haut niveau, *i.e.*, les fonctions de direction et de contrôle des tâches cognitives. Cette notion renvoie à une grande variété de processus cognitifs et de compétences comportementales. Dans les travaux les plus récents, deux sous-types sont distingués dans le fonctionnement exécutif : les composantes « froides » et les composantes « chaudes » (*« cold » vs « hot » components*) (Chan *et al.*, 2008).

ASPECTS DÉFINITOIRES

Qualifiées également de fonctions exécutives « métacognitives » (Ardila, 2008), les composantes « froides » incluent différentes habiletés telles que la résolution de problème, l'élaboration de stratégies, la planification, la mémoire de travail, le traitement séquentiel, l'attention soutenue et celle sélective, l'inhibition, la capacité à réaliser simultanément plusieurs tâches, l'évaluation, l'utilisation de *feed-back*, la flexibilité cognitive. Ces processus dépendraient principalement du cortex préfrontal dorsolatéral (Stuss & Knight, 2002).

Qualifiées de fonctions exécutives « émotionnelles/motivationnelles », les composantes « chaudes » impliquent davantage les facteurs émotionnels, les croyances ou les désirs. Elles renvoient notamment à la régulation par l'individu de son comportement social, à l'interprétation d'émotions complexes que ce dernier peut susciter et au processus de prise de décision qui en découle (Bechara *et al.*, 1999). Responsables de la coordination entre émotion et cognition, ces processus dépendraient des régions ventromédianes ou orbitofrontales du cortex préfrontal.

Dans ce chapitre, nous ferons essentiellement référence aux composantes « froides » ou « métacognitives » des fonctions exécutives. Celles-ci sont à l'œuvre dans les activités non familières - dirigées par un but, complexes ou conflictuelles. Elles sont nécessaires lorsque les routines d'action, *i.e.*, les habiletés cognitives automatisées, ne peuvent suffire (Seron *et al.*, 1999). Les fonctions exécutives « supérieures » modulent le fonctionnement de processus cognitifs variés de niveau inférieur, et par là même, régulent la dynamique du fonctionnement cognitif dans son ensemble (Miyake *et al.*, 2000).

Les fonctions exécutives permettent notamment au sujet d'initier de nouvelles séquences d'actions en inhibant les réponses habituelles. Elles ont pour caractéristiques d'être délibérées, accessibles à la conscience et sont également non spécifiques. Les processus qu'elles recouvrent ont pour fonction principale de faciliter l'adaptation de l'individu à des situations nouvelles ou changeantes (Stuss, 1992) requérant un ajustement rapide et flexible du comportement (Zelazo *et al.*, 2003). Dans la perspective de Norman et Shallice (1986), les fonctions exécutives se trouveraient sous la dépendance du Système Attentionnel Superviseur (SAS) chargé du contrôle du comportement et de la cognition dans les situations non routinières.

PRINCIPALES FONCTIONS EXÉCUTIVES

Parmi les fonctions exécutives habituellement citées, trois d'entre elles sont considérées comme particulièrement importantes. Il s'agit des fonctions de flexibilité (*shifting*), d'inhibition (*inhibition*) et de mise à jour (*updating*) (Baddeley, 1996 ; Pennington, 1997). Impliquées dans de nombreuses tâches de la vie courante, elles présentent par ailleurs l'avantage d'être relativement bien définies (Van der Sluis *et al.*, 2007). La fonction de planification, souvent associée à la notion de stratégies organisationnelles, est elle aussi fondamentale.

La flexibilité cognitive fait référence à la capacité d'alterner entre règles, tâches ou stratégies. Elle implique l'abandon d'une règle non appropriée, et la mise en œuvre subséquente d'une règle plus adaptée. On peut distinguer la flexibilité « spontanée », à l'œuvre par exemple dans les épreuves de fluence verbale, et la flexibilité « réactive » qui correspondrait plus spécifiquement à la définition donnée et serait mise en jeu dans des épreuves telles que le *Trail Making Test*.

L'inhibition est définie par plusieurs auteurs comme la capacité à supprimer de façon délibérée les réponses dites « prédominantes » (*i.e.*, les réponses automatiques ou automatisées, fortement activées par le contexte mais non adaptées) au profit de réponses plus appropriées compte tenu du but visé. Néanmoins, comme d'autres fonctions exécutives, la notion d'inhibition souffre de problèmes définitoires et méthodologiques. En tout état de cause, elle renverrait à un ensemble de processus fonctionnellement distincts (Friedman & Miyake, 2004 ; Kipp, 2005). La définition donnée précédemment fait référence plus précisément à la fonction inhibitrice de « suppression » (ou de « retenue », *restraining*) distinguée par Hasher *et al.* (1999).

Comme celle de la flexibilité, la définition de la fonction de mise à jour est plus consensuelle. Elle renvoie à l'actualisation des informations contenues en mémoire de travail, celles devenues non pertinentes étant remplacées par d'autres plus adaptées pour la tâche en cours. Il s'agit donc ici d'une manipulation dynamique des contenus de la mémoire de travail, manipulation d'autant plus essentielle que cet espace est à capacité limitée. Il est à noter que cette fonction correspond à celle de « nettoyage » (*deletion*) dans la perspective de Hasher *et al.* (1999).

Par ailleurs, la notion de stratégie renvoie à la sélection des moyens les plus appropriés pour atteindre le but visé. Celle de planification évoque l'ordonnancement temporel en termes de priorité des différentes étapes nécessaires pour répondre à cet objectif.

UNITÉ *VS* DIVERSITÉ FONCTIONNELLE DES PROCESSUS EXÉCUTIFS

Depuis plusieurs années, la question de l'unité ou de la diversité des fonctions exécutives fait l'objet de débats (Grafman & Krueger, 2006). L'existence d'un facteur commun saturant les différentes épreuves exécutives conforte l'hypothèse de l'unité de ces fonctions. Pour autant, il existe des désaccords quant à la nature de ce facteur. Sont mentionnés comme candidats potentiels : l'inhibition comportementale (Barkley, 1997), seule ou associée à la mémoire de travail (Pennington & Ozonoff, 1996 ; Roberts *et al.*, 1994), la vitesse de traitement des informations (Van der Sluis *et al.*, 2007) ou encore le raisonnement (Salthouse, 2005).

Néanmoins, plusieurs observations vont à l'encontre de cette idée de fonctionnement unitaire. Les corrélations entre épreuves exécutives sont généralement modérées ou faibles et manquent fréquemment de significativité statistique (Friedman *et al.*, 2006; Lehto, 1996). Des dissociations sont habituellement observées chez les patients présentant des lésions frontales ; ils réussissent bien certains tests exécutifs tout en échouant à d'autres (Godefroy *et al.*, 1999). Les résultats des études basées sur les techniques de neuro-imagerie confortent également l'hypothèse de la diversité des processus exécutifs, ceux-ci dépendant selon leur nature de régions différentes du cortex préfrontal (Huizinga *et al.*, 2006).

Ainsi, les travaux issus de la pathologie humaine et de l'imagerie fonctionnelle, comme ceux d'ailleurs issus de l'enregistrement neuronal chez l'animal éveillé, conduisent à contester l'idée d'un « système de contrôle unique ». Selon Godefroy *et al.* (2008, p. 123), les opérations de contrôle cognitif « dépendent certes de façon prédominante des régions frontales », mais « selon la nature de l'opération ou la nature de l'information à manipuler, les secteurs des structures préfrontales impliquées diffèrent ». Il faut toutefois souligner que l'interprétation des résultats des études évoquées est rendue difficile par le caractère « impur » des épreuves exécutives (*task impurity problem*).

Une position intermédiaire est maintenant adoptée par de nombreux auteurs. Elle revient à dire que les fonctions exécutives sont distinctes, bien que non totalement indépendantes. Cette proposition se fonde sur les résultats d'analyses factorielles confirmatoires dont l'avantage est de permettre de pallier en partie le problème lié à l'impureté des tâches exécutives.

Miyake *et al.* (2000) se sont intéressés à la structure des trois fonctions exécutives mentionnées précédemment (flexibilité, inhibition, mise à jour), et ce, au regard des performances de jeunes adultes à neuf épreuves. Les analyses montrent que les trois fonctions, bien que corrélées entre elles, peuvent être considérées comme séparables. Lehto *et al.* (2003) rapportent des résultats similaires chez des enfants âgés de 8 à 13 ans. Dans ces études néanmoins, une grande partie (environ 70 %) de la variance des performances dans les épreuves employées demeure inexpliquée.

DE LA DIFFICULTÉ À APPRÉHENDER LES PROCESSUS EXÉCUTIFS

Le problème lié au caractère impur des tâches exécutives – ainsi d'ailleurs que l'utilisation de tâches variées – a pour conséquence de compliquer la comparaison des solutions factorielles entre études et entre groupes d'âges, le cas échéant. Ce problème constitue l'un des obstacles majeurs dans l'évaluation du fonctionnement exécutif (Denckla, 1994 ; Rabbitt, 1997). Il fait référence au fait que les épreuves exécutives impliquent nécessairement des habiletés cognitives non exécutives (habiletés verbales, visuo-spatiales, vitesse motrice) et requièrent souvent plusieurs processus exécutifs. De fait, lorsqu'une relation est établie entre les performances à une épreuve exécutive et celles à d'autres mesures cognitives, il est malaisé de déterminer si cette relation tient aux exigences exécutives ou non exécutives de la tâche. Une telle relation peut uniquement résulter de la mise en œuvre des mêmes habiletés non exécutives dans chacune des épreuves.

Ainsi, le caractère impur des épreuves exécutives a pour conséquence de limiter l'interprétation des résultats, le test d'hypothèse et au final l'élaboration de modèles théoriques. Concernant les études menées dans le champ de la neuropsychologie, ce problème brouille la nature des relations entre lésions frontales et performances exécutives. Concernant les études développementales, il conduit à poser la question de la part de l'influence des habiletés exécutives et non exécutives dans l'amélioration des performances exécutives avec l'avancée en âge. Par ailleurs, l'étude du fonctionnement exécutif est également gênée par la multiplicité des interprétations des données obtenues, ainsi que, parfois, par le caractère arbitraire et *a posteriori* de ces interprétations (Bull *et al.*, 2004).

BASES CÉRÉBRALES, PATHOLOGIES ET DYSFONCTIONNEMENTS

Le système de contrôle exécutif dépend d'aires du cortex frontal, et en particulier du cortex préfrontal (Collette & Van der Linden, 2002 ; Van de Weijer-Bergsma *et al.*, 2008). Son efficience est aussi fortement liée à d'autres structures directement connectées au cortex préfrontal, telles que le cortex pariétal, le cortex temporal, le cortex cingulaire antérieur et les ganglions de la base (Kaldy & Sigala, 2004).

BASES NEURO-ANATOMIQUES DES FONCTIONS EXÉCUTIVES

Si le cortex préfrontal joue un rôle majeur dans le contrôle du fonctionnement exécutif, celui-ci est sous la dépendance d'un réseau cérébral plus large (Elliott, 2003) impliquant les aires pariétales postérieures (Carmody *et al.*, 2006) ainsi que des structures sous-corticales (Roberts *et al.*, 2002). Le cortex préfrontal ne participe pas seulement aux opérations exécutives « classiques » ; il joue également un rôle central dans la coordination entre cognition et émotion (Mitchell & Phillips, 2007).

C'est également le cas du cortex cingulaire antérieur, structure en relation très étroite avec le cortex préfrontal (Houdé *et al.*, 2002), elle aussi fortement impliquée dans les tâches « exécutives » (Nosarti *et al.*, 2006 ; Rubia *et al.*, 2000). Située sur la face interne du cerveau, cette région qualifiée de « paralimbique » est chargée de la transformation de nos sentiments en intentions et en actions. Elle est à l'œuvre en particulier lors de la détection de conflits entre réponses (Bush *et al.*, 2000 ; Houdé, 2003).

Actuellement, un point de vue se dessine, stipulant que le fonctionnement exécutif est médiatisé par des réseaux dynamiques et flexibles dont l'intégration pourrait s'effectuer au niveau du cortex préfrontal dorso-latéral gauche (Witt *et al.*, 2007). Il faut par ailleurs souligner l'importante hétérogénéité des régions cérébrales – notamment frontales – associées aux différents processus exécutifs (Dillon & Pizzagalli, 2007).

FONCTIONS EXÉCUTIVES ET PATHOLOGIES

Comme évoqué juste avant, les fonctions exécutives impliquent un large réseau de circuits mettant en relation différentes structures frontales et d'autres sous-corticales et corticales, en particulier pariétales. A ce titre, elles apparaissent perturbées dans différentes populations de patients avec lésions cérébrales tels que les patients traumatisés crâniens (Stewart & Tannock, 1999 ; Syssau *et al.*, 2001), les patients avec lésions focales, en particulier frontales (Andrès & Van der Linden, 1998 ; Burgess & Shallice, 1996), les patients présentant des démences vasculaires ou fronto-temporales ou encore souffrant de la maladie d'Alzheimer (Le Gall *et al.*, 2002). La schizophrénie (Delamillieure *et al.*, 2003 ; Laplante *et al.*, 1992), les troubles anxieux (Eysenck *et al.*, 2007) et la dépression profonde (Benoît *et al.*, 1992 ; Everett & Lajeunesse, 2000) se caractérisent aussi par l'existence de troubles à ce niveau.

Chez l'enfant, un déficit exécutif affectant fréquemment l'une ou l'autre des fonctions inhibitrices est mis en cause dans le Trouble Déficitaire de l'Attention avec ou sans Hyperactivité (Barkley, 1997 ; Pennington & Ozonoff, 1996) et dans les retards d'apprentissage (Dempster & Corkill, 1999). C'est également le cas dans le syndrome Gilles de la Tourette et les syndromes autistiques (Geurts *et al.*, 2004 ; O'Hearn *et al.*, 2008), entre autres. Pour ce qui nous intéresse plus particulièrement, les enfants nés avant terme et/ou avec un faible poids peuvent également présenter des troubles « dysexécutifs ».

DYSFONCTIONNEMENTS EXÉCUTIFS

Qu'il s'agisse des composantes « métacognitives » ou de celles « émotionnelles/motivationnelles », plusieurs études montrent que les troubles des fonctions exécutives ont des répercussions négatives dans les activités quotidiennes. Chez les enfants, les dysfonctionnements exécutifs - et ceci est d'autant plus dommageable qu'ils peuvent rester longtemps silencieux - interfèrent en particulier avec les apprentissages scolaires et avec les relations sociales.

Les troubles d'ordre attentionnel sont directement liés aux difficultés scolaires (Rabiner & Malone, 2004 ; Riccio *et al.*, 2006). D'un point de vue manifeste, les troubles affectant la planification sont susceptibles d'entraîner des difficultés dans la gestion du temps (chez des enfants alors considérés comme « brouillons »), et les troubles de la flexibilité peuvent rendre moins aisée l'adaptation aux changements. Les troubles de l'inhibition peuvent quant à eux se manifester par une incapacité à supporter un délai, à différer une réponse, par des comportements « impulsifs » alors mal perçus par l'entourage ou encore par des « persévérations » verbales ou motrices. Une relative dépendance à l'environnement peut également être observée, se traduisant notamment par des comportements d'imitation.

ÉVALUATION DES FONCTIONS EXÉCUTIVES CHEZ L'ENFANT

Deux approches sont habituellement utilisées pour évaluer l'efficacité des fonctions exécutives. La première utilise des échelles ou des questionnaires ciblant des symptômes pouvant être le signe de dysfonctionnements exécutifs (par exemple inattention, hyperactivité). La seconde approche recourt à des épreuves ou des batteries standardisées.

Chez les très jeunes enfants, l'efficacité exécutive est mesurée à l'aide du paradigme A non B ou encore par la tâche de détour ou de récupération de l'objet (Diamond, 1988). Ces épreuves sont considérées comme des marqueurs du fonctionnement du cortex préfrontal dorsolatéral.

Aux âges préscolaire et scolaire, la qualité du fonctionnement exécutif peut être évaluée par des questionnaires tels que le *Dysexecutive Questionnaire for Children* (DEX-C) intégré à la BADS, ou encore le *Behavior Rating Inventory of Executive Function* (BRIEF ; Gioia *et al.*, 2000)[3] ; le *Behavioural Assessment of the Dysexecutive Syndrome for Children* (BADS ; Emslie *et al.*, 2003). Des tâches spécifiquement dédiées à l'évaluation des fonctions exécutives sont aussi disponibles, comme la « *party planning task* ».

ÉVALUATION DE LA FLEXIBILITÉ COGNITIVE

La flexibilité mentale peut être mesurée par le *Wisconsin Card Sorting Test* (WCST) ou par le *Trail Making Test* (TMT). Dans le WCST, le sujet doit classer des cartes en fonction d'un critère qu'il découvre de manière pragmatique, en formulant des hypothèses et en tenant compte de l'information fournie par l'examinateur. Après dix classements consécutifs corrects en fonction d'une dimension, le critère est brusquement changé sans que le sujet en soit averti. Ce dernier doit alors réaliser que la règle de classement a changé et doit modifier en conséquence son mode de réponse. Dans les paradigmes dits de *set shifting* dérivés de cette épreuve, le sujet modifie ses comportements en réponse aux *feedback* environnementaux (Konishi *et al.*, 2002).

Le *Trail Making Test*, issu de l'*Army Individual Test Battery* (1944), constitue probablement le test de flexibilité réactive le plus ancien. Il permet d'évaluer l'attention, les capacités de recherche visuelle et les habiletés motrices. Cette épreuve comporte deux parties. Dans la première, le sujet doit relier dans l'ordre numérique croissant des nombres (de 1 à 25) disposés pseudo-aléatoirement sur une feuille. Dans la seconde, il doit relier alternativement des nombres et des lettres (1-A-2-B-3-C...).

3. Le lecteur souhaitant davantage de détails sur l'évaluation des fonctions exécutives pourra se référer à Van der Linden *et al.* (2000).

ÉVALUATION DE LA FONCTION INHIBITRICE DE SUPPRESSION

Plusieurs épreuves permettent d'évaluer la fonction inhibitrice de suppression des réponses prédominantes. C'est le cas du test de Stroop, des épreuves de « réponses contrariées » ou encore des tâches de type *go/no go*. Dans la condition dite « interférence » du Stroop, le sujet doit dénommer la couleur d'impression de noms de couleurs imprimés dans une couleur ne correspondant pas à celle exprimée. Les sujets doivent donc inhiber une réponse automatique, la lecture, au profit d'une réponse moins évidente qui est la dénomination de couleurs. Les épreuves de « réponses contrariées » nécessitent aussi d'inhiber des réponses prédominantes fortement activées par le contexte ou encore des comportements d'imitation. Dans l'épreuve *Day/Night* par exemple, l'enfant doit dire le mot « jour » face à une carte représentant la lune, et le mot « nuit » face à une carte représentant le soleil. Dans l'épreuve des Gestes Contraires, il doit frapper une fois sur la table lorsque l'examinateur frappe deux fois, et inversement.

Les paradigmes dits de suspension de l'action *go/no go* constituent une mesure du contrôle délibéré d'une réponse motrice dominante sur la base de changements contextuels. Ce type d'épreuve comporte deux sous-tâches concurrentes. Dans la tâche primaire dite « *go* », les sujets doivent répondre à un stimulus-cible (souvent visuel). Dans la tâche secondaire « *no go* », il leur faut suspendre de manière soudaine l'action – en l'occurrence la réponse au stimulus *go* de la tâche primaire – prête à être exécutée (planifiée, voire en cours d'exécution) en réponse à un signal (Logan & Cowan, 1984).

D'autres épreuves encore permettent d'évaluer la fonction de suppression. C'est le cas du subtest « Statue » de la NEPSY et des « Mondes Contraires » de la TEA-Ch, ou encore de l'épreuve de Hayling dont il existe une version junior. L'épreuve de Hayling, développée par Burgess et Shallice (1996) autoriserait l'examen de l'intégrité des processus d'inhibition sémantique. Dans cette tâche, les sujets ont à compléter des phrases dont le dernier mot est manquant et facilement prédictible par le contexte. Dans une première condition dite d'initiation, les sujets complètent la phrase par le mot attendu. Dans la seconde partie de l'épreuve qualifiée de condition de suppression, ils doivent fournir un mot non « relié » (*i.e.,* qui n'entretient aucun rapport avec le reste de la phrase).

ÉVALUATION DE LA FONCTION DE MISE À JOUR

La fonction inhibitrice de mise à jour peut être appréhendée par le biais du paradigme d'oubli dirigé ou par des tâches de mise à jour des informations en mémoire de travail. Le paradigme d'oubli dirigé (*directed-forgetting*) a été développé par Bjork en 1989. Il consiste à présenter un ensemble d'items au sujet (souvent des mots) dont certains sont à oublier et d'autres à retenir. Leur mémorisation est ensuite évaluée en rappel et en reconnaissance. Lorsque les items sont indicés par bloc (et non individuellement), ce paradigme permet d'évaluer la capacité à désactiver au sein de la mémoire de travail les informations qui ne sont plus pertinentes (Zacks & Hasher, 1994). Les tâches de mise à jour proprement dites consistent à présenter au sujet des séquences aléatoires d'items (chiffres ou lettres le plus souvent) de différentes longueurs, le sujet n'étant pas averti par avance de la longueur d'une séquence donnée. La consigne est de rappeler dans l'ordre les *n* derniers items de la séquence (Adam *et al.*, 2001).

ÉVALUATION DE LA FONCTION DE PLANIFICATION

La planification et les stratégies organisationnelles peuvent être évaluées par le biais des tests de tours (Tour de Londres, Tour de Hanoï), ou encore par la figure de Rey, entre autres. La Tour de Londres (Shallice, 1982) constitue une variation de la Tour de Hanoï. Pour ce test, le sujet est placé face à deux supports comportant chacun trois tiges et trois boules. La tâche consiste à disposer les boules se trouvant sur le support « départ » de telle sorte qu'elles occupent les mêmes positions que sur le support « arrivée », tout en tenant compte de règles contraignant la façon dont chaque élément peut être déplacé. Le sujet a douze modèles à reproduire, en faisant le moins de permutations de boules possible. La figure de Rey implique la copie – en présence du modèle – d'une figure géométrique complexe, puis sa reproduction de mémoire. Cette épreuve évalue différents aspects du fonctionnement cognitif dont l'attention, l'analyse perceptive et la mémorisation.

L'utilisation conjointe des deux approches évoquées, *i.e.*, de mesures du comportement de l'enfant en situation « naturelle » et d'épreuves standardisées, est préconisée. En d'autres termes, l'évaluation des fonctions exécutives doit se focaliser sur les axes comportemental et cognitif (Deslandre *et al.*, 2004), sachant que les deux démarches n'aboutissent pas toujours à des résultats comparables (Muir-Broaddus *et al.*, 2002 ; Nichols & Waschbusch, 2004). Elles sont toutes deux employées pour documenter la nature et l'étendue des problèmes relevés au niveau attentionnel et exécutif chez les enfants anciens prématurés.

FONCTIONS EXÉCUTIVES ET DÉVELOPPEMENT

Le rapport que les fonctions exécutives entretiennent avec le développement se décline selon deux perspectives. L'une concerne l'impact que ces fonctions peuvent avoir sur le développement cognitif de la personne en devenir qu'est l'enfant. L'autre concerne le développement propre de ces fonctions, considérées comme des entités dynamiques dont l'efficacité et les modalités de fonctionnement évoluent dans le temps.

FONCTIONS EXÉCUTIVES ET DÉVELOPPEMENT COGNITIF

Plusieurs auteurs soulignent l'impact des processus exécutifs dans le développement cognitif. Les processus d'inhibition auraient ici une importance cruciale (Bjorklund & Harnishfeger, 1990 ; Houdé, 2000). De fait, les fonctions exécutives jouent un rôle fondamental dans l'adaptation cognitive et comportementale, et ce, dès les premiers mois de vie. Les nourrissons et jeunes enfants sont confrontés à un environnement complexe très riche en stimulations. Pour s'y adapter, il leur revient à la fois d'être sélectifs vis-à-vis de ce à quoi ils prêtent attention et de réagir rapidement lorsque des événements importants surviennent. Ils doivent aussi apprendre à se montrer persévérants afin de terminer leurs activités en dépit des obstacles et des distractions rencontrés. Simultanément, il leur faut être capables de désengager leurs ressources – notamment attentionnelles – d'activités inefficaces (Ruff & Rothbart, 1996).

Les processus exécutifs continuent d'avoir un rôle essentiel au cours des années suivantes, notamment pour l'acquisition des savoirs sociaux et la régulation du comportement. Ils sont également essentiels pour les apprentissages (Eslinger, 1996). Plusieurs recherches attestent des liens entre fonctions exécutives et habiletés cognitives d'ordre supérieur telles que le raisonnement, les processus langagiers et l'arithmétique (Hooper *et al.*, 2002).

DÉVELOPPEMENT DES FONCTIONS EXÉCUTIVES

Les fonctions exécutives commencent à se manifester dès les premiers mois de vie, cependant leur développement se fait de façon très lente.

Les premières manifestations comportementales des fonctions exécutives ont été mises en évidence entre 6 et 12 mois par le biais de divers paradigmes dont celui A non B de Piaget (1936) ou encore de la tâche de détour ou de récupération d'objet (Diamond, 1988). Au cours du second semestre de vie, il y aurait ainsi « émergence » des fonctions exécutives, permettant à l'enfant d'inhiber une réponse ou de la différer dans le temps, d'élaborer une stratégie et de construire une représentation mentale de la tâche incluant l'information pertinente. Des changements importants sont ensuite observés vers l'âge de 18 à 24 mois (Van de Weijer-Bergsma *et al.,* 2008). Pendant cette période, les enfants augmentent leur temps de fixation durant les jeux et commencent à s'intéresser à des scènes visuelles complexes, par exemple télévisuelles.

Parallèlement à leur aptitude croissante à faire face aux événements potentiellement distracteurs de l'environnement, les enfants deviennent davantage capables de planifier des séquences d'action et de gérer leurs ressources attentionnelles, en facilitant ou en inhibant des processus de niveau inférieur. Au cours des années préscolaires, lorsque les enfants sont confrontés à des exigences accrues et se trouvent plus souvent dans des situations où ils doivent prêter attention à des événements imposés, un contrôle de l'attention de niveau plus élevé devient nécessaire. La capacité à planifier et à s'engager dans une activité complexe se développe encore.

Fonctions exécutives et résolution de problème

Si les progrès réalisés au cours des premières années de la vie sont évidents, une caractéristique centrale des jeunes enfants lors de la résolution de problème est leur tendance à en « casser » les règles et à produire des solutions partielles ou incomplètes (Waldau, 1999). Baughman et Cooper (2007) ont comparé les performances à l'épreuve de la Tour de Londres de deux groupes d'enfants d'âges différents (enfants de 3-4 ans *vs* enfants de 5-6 ans). Dans ce problème, une solution partielle peut correspondre au fait qu'une ou deux boules seulement soient correctement placées ; ne pas respecter les règles peut signifier saisir deux boules à la fois. Ce dernier comportement s'observe dans plus de la moitié des cas (52 %) chez les enfants âgés de 3-4 ans et dans moins d'un quart des cas (22 %) chez les enfants de 5-6 ans. Un tiers des enfants les plus jeunes a également tendance, même si la configuration est correctement reproduite, à ne pas tenir compte de la couleur des boules. Les enfants les plus âgés effectuent moins de déplacements de boules que les plus jeunes pour arriver à la solution.

Les résultats de cette étude, dans laquelle l'implémentation d'un facteur d'inhibition peut rendre compte des différences observées entre les deux groupes d'âge, confortent l'idée que les plus faibles performances des enfants les plus jeunes s'expliquent par leurs difficultés à inhiber des stratégies « prédominantes ». S'opposant à l'hypothèse selon laquelle les enfants, en fonction de leur âge, présentent des stratégies cognitives qualitativement différentes, les modèles développés dans l'étude de Baughman et Cooper (2007) montrent qu'un déficit d'inhibition peut masquer l'existence d'habiletés complexes (Houdé, 1997).

Finalement, à mesure qu'ils avancent en âge, les enfants deviennent davantage capables d'exercer un contrôle sur leurs pensées et leurs actions, changements associés au développement des fonctions exécutives.

TRAJECTOIRES DÉVELOPPEMENTALES

Les études développementales employant des épreuves neuropsychologiques standard montrent elles aussi que les fonctions exécutives se développent de façon progressive et prolongée – parallèlement à la maturation du lobe frontal, depuis la prime enfance jusqu'à la fin de l'adolescence (Huizinga *et al.*, 2006). Au cours de cette dernière période néanmoins, les changements sont moins rapides qu'entre la petite et la moyenne enfance.

En outre, les fonctions exécutives connaissent des trajectoires distinctes en terme de rythme de développement. C'est ainsi que le niveau de performance comparable à celui de l'adulte aux épreuves employées pour les évaluer, est atteint à différents âges au cours de l'enfance et de l'adolescence, en fonction de l'épreuve considérée (Brocki & Bohlin, 2004 ; Diamond, 2002 ; Klenberg *et al.*, 2001 ; Luciana *et al.*, 2005 ; Welsh, 2002) [4].

Il faut enfin souligner que le développement des fonctions exécutives est soumis à l'influence de nombreux facteurs biologiques et environnementaux. Ainsi, ce qui a été évoqué jusqu'à présent intéresse directement la prématurité, où les fonctions exécutives sont particulièrement « exposées » – voire affectées – chez les enfants. Des troubles du contrôle exécutif peuvent apparaître dès l'âge préscolaire (avant l'entrée à l'école primaire), mais ils se manifestent le plus souvent à l'âge scolaire, lorsque l'enfant fait face à des exigences accrues du point de vue cognitif et comportemental. Certains troubles peuvent persister à l'adolescence et au début de l'âge adulte.

4. Certains problèmes d'ordre méthodologique incitent toutefois à relativiser les résultats des études relatives au développement des fonctions exécutives. Celles-ci ne se basent pas forcément sur les mêmes épreuves pour mesurer une même fonction. Par ailleurs, il est difficile de déterminer dans quelle mesure des enfants d'âges variés emploient la même stratégie lorsqu'ils sont confrontés à une tâche exécutive donnée. Il est alors malaisé d'affirmer qu'il s'agit du même concept mesuré aux différents âges.

Avant d'aborder les répercussions de la prématurité au niveau exécutif, il faut à nouveau souligner l'extrême variabilité relevée au sein de cette population. Ainsi, les conclusions des études rapportées n'expriment que des tendances de groupe, et ne laissent en rien présager de la qualité du développement pour un enfant considéré dans son individualité.

PRÉMATURITÉ ET FONCTIONNEMENT EXÉCUTIF, À L'ÂGE SCOLAIRE

Les résultats des études de comparaison avec les enfants nés à terme vont dans le sens d'un fonctionnement exécutif moins assuré chez les enfants anciens prématurés. C'est le cas des travaux de Whitfield *et al.* (1997) et de ceux de Mellier *et al.* (1999), qui font état de particularités concernant des aspects du comportement en situation d'apprentissage, ou l'utilisation de stratégies chez les enfants anciens prématurés, ainsi que d'études basées sur l'utilisation d'échelles ou de questionnaires d'évaluation du comportement à destination des parents et/ou des enseignants. C'est aussi le cas de recherches qui se fondent sur la comparaison des performances d'enfants nés prématurés *vs* à terme, à des tests évaluant différents processus exécutifs : processus attentionnels, processus mnésiques, planification, flexibilité, inhibition, etc.

Spécificités comportementales ou relatives aux choix stratégiques

L'observation de spécificités comportementales chez les enfants anciens prématurés, comme celle de particularités relatives aux choix stratégiques, va dans le sens d'une moindre efficacité des fonctions exécutives. Les enfants nés avec un poids extrêmement faible montrent, à 9 ans, significativement plus de difficultés que les témoins pour travailler seuls. Ils ont davantage besoin de l'aide de l'adulte dans les situations d'apprentissage, avec un *feedback,* des félicitations et des encouragements qu'il faut constamment renouveler (Whitfield *et al.*, 1997).

Mellier *et al.* (1999) montrent que des enfants nés grands prématurés évalués à l'âge de 6 ans, comparés à des témoins nés à terme, consultent trois à quatre fois plus souvent le modèle pendant la copie de la figure de Rey, adoptant un mode de résolution au trait par trait ; la même remarque vaut pour l'écriture du prénom. Ces enfants réalisent également des dessins du Bonhomme beaucoup plus petits que ceux des témoins. Les enfants anciens grands prématurés adoptent donc des stratégies différentes de celles des témoins, qui se caractérisent notamment par un plus grand nombre de prises d'information. Ces stratégies ne sont pas les plus adéquates pour aboutir rapidement au but, mais elles sont efficaces pour limiter la planification et le contrôle des activités mentales en cours.

D'autres « arguments » confortent l'hypothèse de l'existence, chez les enfants anciens prématurés d'âge scolaire, d'un déficit du contrôle exécutif. C'est en particulier le cas de l'observation récurrente, chez ces enfants, de difficultés d'ordre attentionnel parfois associées à une hyperactivité.

RÉPERCUSSIONS DE LA PRÉMATURITÉ AU NIVEAU ATTENTIONNEL

Résultats d'études basées sur l'utilisation d'échelles ou de questionnaires comportementaux

Les résultats aux échelles et questionnaires à destination des parents et/ou des enseignants, ont mis en évidence des problèmes de comportement au sein de la population des enfants nés avant terme. Ces problèmes ont été distingués en troubles dits « internalisés » et « externalisés ». Parmi ces derniers, les troubles de l'attention (Aylward, 2002; Hille *et al.*, 2001) et l'hyperactivité (Breslau *et al.*, 1996; Klebanov *et al.*, 1994; Larroque *et al.*, 2008; McCormick *et al.*, 1990; Stjernqvist & Svenningsen, 1999) sont fréquemment mentionnés dans la littérature relative au devenir des enfants nés prématurément.

En effet, en comparaison des témoins nés à terme, les enfants nés prématurément sont considérés comme plus distractibles, plus « rêveurs », et comme montrant davantage de difficultés à rester concentrés (Jennische & Sedin, 2001). Ils sont aussi souvent décrits comme hyperactifs, agités, incapables de se poser. En outre, plusieurs études font état d'un lien significatif entre le syndrome d'Hyperactivité avec Trouble Déficitaire de l'Attention (TDA-H) et le fait d'être né prématuré ou avec un faible poids (Salt & Redshaw, 2006). Quinze pour cent d'une cohorte d'enfants nés avec un poids compris entre 501 et 2000 grammes présentent un TDA-H à l'âge de 6 ans (Whitaker *et al.*, 1997). C'est aussi le cas de 23 % d'un groupe d'enfants nés avec un poids très faible à l'âge de 12 ans, contre 6 % du groupe contrôle (Botting *et al.*, 1997). D'après la méta-analyse de Bhutta *et al.* (2002), les enfants anciens prématurés ont, à l'âge scolaire et comparés aux témoins nés à terme, deux fois plus de risque de présenter un syndrome TDA-H.

Certaines études ont toutefois abouti à des résultats contraires. Ainsi, Taylor *et al.* (2000) n'ont pas mis en évidence de différence entre des enfants nés avec un poids inférieur à 750 grammes, des enfants nés avec un poids compris entre 750 et 1499 grammes et des enfants nés à terme, au niveau des jugements émis par les enseignants à propos de la présence de difficultés comportementales et de problèmes d'attention ou d'hyperactivité.

Par ailleurs, un problème se pose dans les études qui se fondent sur des évaluations faites à la fois par les parents et par les enseignants. Il concerne le degré d'accord entre les deux. Parce que les manifestations des troubles comportementaux relevés, en particulier celles de l'hyperactivité et des difficultés d'attention, peuvent varier selon les situations, les évaluations réalisées par les parents diffèrent relativement souvent de celles des enseignants. La convergence des observations ne concerne qu'une minorité d'enfants. Dans l'étude de Huddy *et al.* (2001), les jugements émis par les parents concordent avec ceux des enseignants pour seulement 8 % d'une cohorte d'enfants nés prématurés modérés.

Si la prématurité est fréquemment associée au développement de troubles d'ordre attentionnel et/ou d'hyperactivité, en revanche, certains auteurs mettent en cause l'idée d'une relation entre le faible poids de naissance et le développement, au cours de l'enfance, de troubles de la conduite, de troubles émotionnels, de comportements opposants et/ou défiants ou de troubles anxieux. Contrairement à ce qui est habituellement observé dans la population générale, les enfants nés avec un poids très faible seraient ainsi davantage enclins à présenter une forme pure de trouble déficitaire de l'attention (Huddy *et al.*, 2001), non associée au développement de trouble de la conduite ou de comportement opposant (Girouard *et al.*, 1998).

Résultats d'études basées sur des tests d'attention

Deforge *et al.* (2006) ont évalué 53 enfants nés à terme, 29 prématurés modérés et 42 grands prématurés, à l'âge de 8 à 10 ans. Ces enfants ont passé les subtests des Processus Mentaux de la batterie K-ABC, ainsi que trois épreuves évaluant différents processus exécutifs (fluence verbale catégorielle, empan à l'envers, Tour de Londres). Les enfants nés prématurés, quel que soit le degré de prématurité, ont obtenu des scores inférieurs à ceux des témoins à l'échelle Séquentielle du K-ABC, qui mesure les capacités de mémoire immédiate. Ces résultats confortent ceux de plusieurs études qui montrent que les anciens prématurés, y compris ceux nés prématurés modérés, présentent plus souvent des troubles de l'attention.

En se fondant sur le modèle attentionnel en réseau de Posner et Rothbart (1991), Leclercq *et al.* (2006) ont examiné sept enfants nés entre 28 et 34 SA et 55 enfants nés à terme sans trouble attentionnel avéré, tous âgés de 7 à 11 ans, avec un test informatisé inspiré de l'« *Attention Network Test* » (Fan *et al.*, 2002). Ce test combine une expérience d'indiçage spatial avec un test de *flankers*. Dans la condition où les *flankers* sont non congruents avec la cible, l'effet de conflit dans le groupe des enfants nés prématurément est deux fois supérieur à celui observé dans le groupe contrôle. Cette observation soutient l'hypothèse d'un déficit du contrôle attentionnel chez les enfants anciens prématurés.

Shum *et al.* (2008) se sont intéressés à l'impact de la prématurité sur le niveau attentionnel, à l'âge scolaire. Quarante-cinq enfants nés avant 28 SA ou avec un poids inférieur à 1 001 grammes ont été évalués entre 7 et 9 ans, en comparaison avec 49 enfants nés à terme. Tous étaient indemnes de troubles physiques ou neurologiques significatifs, et présentaient un QI supérieur à 85 à l'âge de 4 ans. Les enfants ont passé les subtests Mémoire des Chiffres et Mémoire Spatiale de la WISC-III, le subtest Attention Visuelle de la NEPSY, le *Trail Making Test* (TMT) et le Stroop. Ils ont parallèlement été évalués par leurs parents et par leurs enseignants à l'échelle *ADHD Rating Scale-IV* (DuPaul *et al.*, 1997), basée sur les critères du DSM-IV. Cette échelle, qui comporte 18 items, donne un score d'inattention et un autre d'hyperactivité/impulsivité. Les enfants anciens prématurés ont réalisé des performances significativement inférieures à celles des contrôles aux subtests Mémoire Spatiale et Attention Visuelle, ainsi qu'au TMT. Une différence tendant vers la significativité est également observée entre les deux groupes à Mémoire des Chiffres. A l'évaluation parentale, les enfants anciens prématurés obtiennent des scores plus élevés que les contrôles aux sous-échelles Inattention de DuPaul et Hyperactivité/Impulsivité ainsi qu'à l'échelle globale. En revanche, aucune différence significative n'est mise en évidence entre les groupes selon l'évaluation faite par les enseignants.

RÉPERCUSSIONS DE LA PRÉMATURITÉ AU NIVEAU DES PROCESSUS MNÉSIQUES

Les processus mnésiques, qui font partie des fonctions exécutives, sont également affectés par une naissance avant terme. Certains auteurs ont mis en évidence des déficits à ce niveau chez les enfants nés prématurément, déficits susceptibles d'être liés aux problèmes d'attention auparavant mentionnés (Isaacs *et al.*, 2000).

Rieck *et al.* (1996) ont évalué le fonctionnement cognitif de 83 enfants nés avec un poids très faible aux échelles de McCarthy, entre 3 et 7 ans. Ils ont comparé leurs résultats à ceux de deux groupes d'enfants témoins issus de classes sociales moyenne et défavorisée. Les enfants témoins issus des classes moyennes ont des scores significativement supérieurs à ceux des deux autres groupes à l'échelle de Mémoire ; les enfants nés avec un poids très faible ne se différencient pas des témoins issus de familles de bas niveau socio-économique.

Les enfants anciens prématurés réalisent des performances particulièrement faibles dans l'épreuve de rappel de chiffres à l'envers *Numerical Memory Backwards* qui permet d'évaluer l'efficience de la mémoire de travail. A partir de l'âge de 6 ans, leurs résultats sont significativement inférieurs à ceux des deux groupes témoins. En outre, cette différence entre les groupes s'accentue avec l'âge.

Dammann *et al.* (1996) ont évalué 298 enfants nés avec un poids très faible, à l'âge de 6 ans. Ces enfants obtiennent des scores inférieurs aux normes à des épreuves de mémoire immédiate, visuelle et auditive. Les difficultés relevées au niveau mnésique l'ont été quels que soient le statut neurologique et les origines sociales des enfants.

Par ailleurs, Luciana *et al.* (1999) font état de plus faibles capacités de mémoire de travail chez 40 enfants anciens prématurés comparés à des témoins, entre 7 et 9 ans (voir aussi Anderson *et al.*, 2004 ; Deforge *et al.*, 2006). Les anciens prématurés, évalués aux épreuves de la batterie informatisée *Cambridge Neuropsychological Testing Automated Battery* (CANTAB) (Fray *et al.*, 1996), présentent un empan mnésique spatial moins élevé et ont de plus faibles capacités de mémoire de travail spatiale. Ces difficultés apparaissent surtout pour les items les plus difficiles, lorsque le degré de « stress cognitif » est élevé. Les performances des enfants sont corrélées significativement au Score de Risque Neurobiologique (NBRS) qui est associé aux complications médicales néonatales. Les enfants ayant un score NBRS élevé montrent un empan spatial moins important, commettent davantage d'erreurs et font preuve d'une recherche moins bien organisée dans l'épreuve de mémoire de travail spatiale. Ces résultats suggèrent que ce n'est pas la prématurité en tant que telle, mais plutôt les complications survenant au cours de la période néonatale – et qui affectent l'oxygénation cérébrale et la circulation sanguine – qui sont associées à des déficits ultérieurs de la mémoire de travail.

Curtis *et al.* (2002) ont de nouveau proposé les épreuves de la CANTAB à 32 des 40 enfants qui avaient été vus par Luciana *et al.* (1999), trois ans après la première évaluation, soit entre 10 et 14 ans. Leurs performances ont été comparées à celles de 25 témoins nés à terme. De façon consistante avec les résultats observés à l'âge de 8 ans, les adolescents anciens prématurés montrent des capacités plus faibles de mémoire spatiale que les témoins, et commettent davantage d'erreurs dans les conditions les plus difficiles de l'épreuve de mémoire de travail spatiale de la CANTAB. Pour autant, l'effet de taille des différences était plus important lors de la première évaluation et le pattern des résultats plus robuste et plus consistant. En d'autres termes, les déficits mnésiques et exécutifs relevés au début de l'adolescence dans une cohorte d'enfants nés prématurément sont plus modérés en comparaison de ceux observés à l'âge de 8 ans. Les auteurs interprètent ces résultats en termes de plasticité neurale : les processus de maturation cérébrale contribueraient à l'amélioration constatée.

D'autres auteurs n'ont pas mis en évidence de différence notoire entre les enfants anciens prématurés et ceux nés à terme concernant les performances mnésiques. C'est en particulier le cas de Mellier *et al.* (1999) qui montrent que les scores situés dans la norme d'enfants nés avant 33 SA à différentes épreuves de mémoire de la batterie de McCarthy (chiffres, mots et phrases, histoire, *tapping*) ne diffèrent pas significativement de ceux des témoins nés à terme, à l'âge de 6 ans. Dans cette étude toutefois, les enfants nés grands prématurés sont plus nombreux que les témoins à obtenir des scores à plus d'un écart-type sous la moyenne des tests. Ainsi, 25,5 % du groupe des enfants nés avant terme contre 0 % du groupe contrôle ont des scores sous la normale basse à l'épreuve de *tapping*, 19,7 % *vs* 0 % à l'épreuve de rappel de mots et de phrases, 25,6 % *vs* 3,8 % à l'épreuve de rappel d'histoire, 21,6 % *vs* 0 % à l'épreuve d'empan à l'endroit, et enfin 12,8 % *vs* 3,8 % à celle d'empan à l'envers.

RÉPERCUSSIONS DE LA PRÉMATURITÉ AU NIVEAU D'AUTRES PROCESSUS EXÉCUTIFS

D'autres recherches portant sur l'efficacité de processus exécutifs concluent à l'existence de gênes à ce niveau chez les enfants nés prématurément (voir notamment Salt & Redshaw, 2006 pour revue).

Répercussions en termes d'efficacité exécutive

Anderson *et al.* (2004) se sont intéressés au fonctionnement exécutif d'une cohorte régionale de 275 enfants nés très grands prématurés, ou avec un poids extrêmement faible, comparés à des témoins, à l'âge de 8 ans. Ces enfants ont passé plusieurs épreuves réputées évaluer des processus exécutifs : les subtests Similitudes, Mémoire des Chiffres, Cubes et Arrangements d'Images de la WISC-III, l'épreuve de la Tour de Londres et la Figure Complexe de Rey. Leurs parents ont également répondu à 86 items du BRIEF qui permet d'appréhender les manifestations comportementales des fonctions exécutives. Les anciens prématurés obtiennent des scores significativement inférieurs à ceux des témoins à l'ensemble des épreuves utilisées ; leurs performances restent toutefois dans la normale. Les scores des enfants nés avant terme sont d'autant plus faibles que l'âge gestationnel ou le poids de naissance est bas. Au regard des réponses fournies par les parents, il apparaît que les anciens prématurés ont davantage de difficultés pour entreprendre une activité, pour initier de nouvelles idées ou de nouvelles stratégies, pour garder des informations « à l'esprit » ou pour planifier une séquence d'actions à l'avance. Ils sont aussi moins bien organisés que les témoins. En revanche, la prématurité ne semble pas avoir d'incidence sur l'impulsivité. Pour les auteurs, les performances des enfants et les jugements émis par leurs parents vont dans le sens d'un déficit exécutif global. Celui-ci concerne notamment le raisonnement, la prise de décision et les capacités organisationnelles.

Bayless et Stevenson (2007) ont évalué différentes composantes du fonctionnement exécutif et attentionnel (inhibition, mémoire de travail, flexibilité, attention soutenue et sélective) de 40 enfants nés avant 32 SA et 41 enfants nés à terme, âgés de 6 à 12 ans. Les enfants ont répondu à des subtests de la WISC-III, de la TEA-Ch et de la CANTAB. Les enfants anciens prématurés, malgré des scores de QI dans la normale, mais inférieurs à ceux des enfants témoins, manifestent plus de difficultés aux épreuves de flexibilité et d'inhibition.

Taylor *et al.* (2004) font également état de scores plus faibles chez les enfants nés avec un poids inférieur à 750 grammes comparés à des enfants nés à terme, à deux mesures de l'efficience exécutive – en l'occurrence, le test de barrage de lettres de Mesulam (1985) et le *Contingency Naming Test*, à tous les âges entre 7 et 14 ans. Dans le premier groupe en outre, l'amélioration des performances avec l'avancée en âge est plus faible que chez les contrôles dans les épreuves impliquant les capacités de planification perceptivo-motrice, la flexibilité attentionnelle, et la vitesse de traitement de l'information.

Répercussions au niveau des processus de planification et de flexibilité

Willatts *et al.* (1994) font état de plus faibles capacités de planification chez des enfants nés prématurés comparés à des enfants nés à terme. Luciana *et al.* (1999) notent qu'à l'âge de 8 ans, ils ont besoin de davantage de temps que les témoins nés à terme pour planifier une séquence d'actions. Ils ont aussi besoin de plus d'essais pour résoudre les problèmes de la Tour de Londres qui nécessitent trois ou cinq déplacements (Anderson *et al.*, 2004). Toujours pour ce qui concerne les capacités de planification et les stratégies organisationnelles, Waber et McCormick (1995) font état de plus faibles performances, entre 7 et 10 ans, à la Figure Complexe de Rey chez des enfants nés avec un poids inférieur à 1 500 g, comparés à des enfants nés avec un faible poids ou avec un poids normal.

Par ailleurs, les anciens prématurés d'âge scolaire obtiennent des scores inférieurs à ceux des témoins nés à terme à des épreuves évaluant la flexibilité. C'est en particulier le cas dans les épreuves de fluence verbale, dans lesquelles l'enfant doit produire le maximum de mots appartenant à une même catégorie sémantique ou commençant par une lettre donnée en un temps limité. Dans l'étude de Deforge *et al.* (2006), parmi les 40 élèves de CE2 considérés, les enfants nés à terme produisent un nombre plus élevé de noms d'animaux dans le temps imparti que ceux nés grands prématurés (voir aussi Mellier *et al.*, 1999). Les enfants anciens grands prématurés évalués entre 6 et 12 ans pour l'étude de Bayless et Stevenson (2007) réalisent des performances inférieures à celles des témoins à l'épreuve des « Petits Hommes Verts » de la TEA-Ch. Dans cette épreuve qui évalue le contrôle attentionnel et la flexibilité, les enfants doivent à plusieurs reprises passer d'un comptage à l'endroit à un comptage à rebours sur la base d'indices. Shum *et al.* (2008) ont comparé les performances de 45 enfants nés grands prématurés ou avec un poids extrêmement faible à celles de 49 témoins, entre 7 et 9 ans. Les enfants anciens prématurés mettent davantage de temps pour compléter la partie B du *Trail Making Test*. Comme les précédents, ce dernier résultat conforte l'hypothèse d'un déficit de flexibilité chez les enfants nés prématurément.

Répercussions au niveau des processus inhibiteurs

Plusieurs auteurs font état d'un déficit d'inhibition chez les enfants anciens prématurés, qui pourrait expliquer une partie des difficultés rencontrées au plan cognitif et comportemental (Mellier & Fessard, 1998 ; Harvey *et al.*, 1999). Bayless et Stevenson (2007) ont mis en évidence des difficultés à ce niveau chez 40 enfants nés grands prématurés âgés de 6 à 12 ans. L'inhibition était, dans cette étude, évaluée par les performances des enfants au subtest « Marche-Arrête » de la TEA-Ch. Dans cette tâche de type *go/no go*, les enfants doivent avancer d'un pas sur une planche s'ils entendent un stimulus sonore, et arrêter si celui-ci est immédiatement suivi d'un signal (bruit d'explosion). Le manuel du test souligne que les enfants doivent ici « ne pas se laisser aller à répondre de façon automatique » (Manly *et al.*, 2006). Les scores des enfants à cette épreuve, comme c'est le cas pour de nombreuses épreuves exécutives, sont corrélés au QI.

Deforge *et al.* (2007) ont rencontré 98 enfants anciens prématurés d'âge scolaire. Aucun ne présentait de séquelle neurologique importante et tous fréquentaient l'éducation ordinaire, pour la plupart dans la classe attendue pour l'âge. Les analyses en composantes principales (ACP), effectuées sur la base des performances des enfants à plusieurs épreuves exécutives réputées impliquer un contrôle inhibiteur, ont permis de dégager deux facteurs d'inhibition, inscrits dans la perspective de Hasher *et al.* (1999). Le premier est chargé du contrôle des contenus de la mémoire de travail, le second correspond à la fonction de suppression des réponses « prédominantes ». Parmi les enfants scolarisés dans la classe attendue pour l'âge et en comparaison avec des enfants nés à terme, le contrôle des informations activées en mémoire de travail (*i.e.*, le maintien hors de la mémoire de travail des informations distractrices et la désactivation au sein de celle-ci des informations pas ou plus pertinentes) est plus difficile chez les enfants anciens grands prématurés. Les enfants nés prématurément, et ce, quel que soit le terme à la naissance, éprouvent aussi davantage de gêne pour réfréner les comportements non adaptés à l'activité en cours. Il semble donc que les enfants anciens prématurés présentent un risque important de déficit du contrôle inhibiteur à l'âge scolaire, alors même que leurs performances aux échelles d'intelligence les situent dans la normale.

Ainsi, depuis quelques années, l'existence de troubles exécutifs est mentionnée de façon récurrente dans la littérature relative au devenir des enfants nés avant terme. Toutefois, il faut souligner que le développement de ces enfants est soumis à l'influence de nombreux facteurs bio-médicaux, psycho-socio-environnementaux, et que les évaluations se caractérisent par une grande variabilité interindividuelle. De ce fait, les effets de facteurs uniques (*i.e.*, considérés isolément) sont très difficiles à déterminer (voir notamment Sameroff & MacKenzie, 2003).

VARIABLES CORRÉLÉES AUX DYSFONCTIONNEMENTS ATTENTIONNELS ET EXÉCUTIFS

Comme pour la plupart des troubles observés chez les enfants anciens prématurés, les difficultés relevées au niveau attentionnel et exécutif sont d'autant plus importantes que la prématurité est sévère. Pour autant, d'autres facteurs – et ils sont nombreux – augmentent ou au contraire diminuent les risques pour les enfants nés avant terme de présenter des troubles à ce niveau. Ces variables concernent l'enfant d'une part, son environnement d'autre part.

FACTEURS BIO-MÉDICAUX RELATIFS À L'ENFANT

Concernant les troubles de l'attention et/ou l'hyperactivité, et parmi les facteurs relatifs à l'enfant, le genre a une influence sur la fréquence d'hyperactivité. Celle-ci est plus courante chez les garçons anciens prématurés que chez les filles et en comparaison aux témoins nés à terme (Whitaker *et al.*, 1997). Des différences de développement du système dopaminergique pourraient expliquer le risque plus élevé, chez les garçons, de présenter un syndrome TDA-H. Le genre intervient moins précocement au plan attentionnel (McGrath *et al.*, 2005) que les facteurs tels que l'âge gestationnel, le poids de naissance, le périmètre crânien ou encore le contrôle postural (Wijnroks & Van Veldhoven, 2003).

D'autres variables bio-médicales ont une incidence sur le développement de ces troubles. L'hyperactivité est plus fréquente chez les anciens prématurés nés hypotrophes (Robertson *et al.*, 1990). De la même manière, l'état de santé à la naissance a une influence directe sur la probabilité pour un enfant de développer un comportement hyperactif (Girouard *et al.*, 1998). Les troubles évoqués sont également corrélés avec les complications survenant au cours de la période néonatale et leur degré de sévérité : maladie des membranes hyalines, septicémie, entéro-colite nécrosante, apnée (Taylor *et al.*, 1998). Toutefois, leur apparition est plus fortement liée à la présence de trouble cérébral sévère. La survenue d'une lésion cérébrale au cours de la période périnatale semble jouer un rôle déterminant dans le développement du syndrome TDA-H. L'augmentation significative du risque pour les enfants nés avec un poids inférieur à 2000 grammes de présenter un TDA-H à l'âge de 6 ans est plus précisément attribuée aux anomalies cérébrales suggérant une lésion de la substance blanche, telles que les lésions parenchymateuses et/ou les dilatations ventriculaires (Stjernqvist & Svenningsen, 1995 ; Whitaker *et al.*, 1997).

Les hypothèses émises pour rendre compte du lien entre le faible poids à la naissance et les difficultés d'attention et l'hyperactivité, se centrent essentiellement sur des aspects lésionnels du système nerveux central, et notamment sur des atteintes de la substance blanche (Hille *et al.*, 2001). Néanmoins, les troubles observés sont également soumis à l'influence de variables psycho-socio-environnementales (Van de Weijer-Bergsma *et al.*, 2008).

FACTEURS PSYCHO-SOCIO-ENVIRONNEMENTAUX

Comme d'autres facteurs de risques sociaux, l'origine ethnique, le niveau d'études des parents et leur classe sociale ont une influence sur les scores aux épreuves d'attention, et plus généralement sur la fréquence de problèmes comportementaux (Bacharach & Baumeister, 1998). C'est aussi le cas des stratégies éducatives des parents (Hille *et al.*, 2001 ; Stjernqvist & Svenningsen, 1999), de la qualité de l'environnement familial (Robson & Pederson, 1997), en particulier avec leurs performances aux tests d'attention. Il s'avère que si l'effet de l'état de santé à la naissance sur le comportement hyperactif est direct, celui de l'environnement familial est entièrement médiatisé par les habiletés langagières.

Enfin, l'étendue des connaissances maternelles relatives au développement de l'enfant et les stratégies de *coping* de la mère ainsi que son bien-être psychologique influent sur le développement attentionnel au cours des premières années de vie (Veddovi *et al.*, 2004). Les comportements interactifs de la mère au cours de séquences de jeux avec l'enfant ont également un effet à long terme sur les habiletés cognitives et comportementales (Assel *et al.*, 2002 ; Murray & Hornbaker, 1997 ; Wijnroks, 1998). Les bénéfices apportés par des interactions de qualité sont encore plus marqués chez les enfants nés avant terme (Landry *et al.*, 2001 ; Poehlmann & Fiese, 2001).

DES INFLUENCES MODULÉES

Les facteurs environnementaux peuvent tempérer ou au contraire aggraver les troubles développementaux liés au caractère prématuré de la naissance. Les enfants nés prématurément considérés comme « à haut risque médical » sont davantage sensibles aux influences environnementales – positives ou négatives – que les enfants « à faible risque » (Landry *et al.*, 1996). L'impact des facteurs environnementaux est également modulé par certaines caractéristiques de l'enfant, telles que son tempérament. Son adéquation avec les styles interactifs parentaux s'avère être fondamentale chez les enfants « vulnérables » (Van de Weijer-Bergsma *et al.*, 2008). Il faut encore souligner que si les variables bio-médicales peuvent influer sur le développement attentionnel au cours des premiers mois de vie, les effets des facteurs environnementaux se font habituellement sentir à partir de 2 ou 3 ans, et se font plus prégnants avec l'avancée en âge.

ÉVOLUTION AVEC L'ÂGE DES PERFORMANCES DES ENFANTS ANCIENS PRÉMATURÉS

Des différences sont observées entre les enfants anciens prématurés et ceux nés à terme dans différents domaines de la cognition, et en particulier au niveau du fonctionnement attentionnel et exécutif. Pour autant, il reste malaisé de déterminer dans quelle mesure les difficultés éprouvées par les premiers sont permanentes, ou au contraire ne constituent que des « retards » temporaires, progressivement rattrapés au cours du développement. Les études portant sur l'évolution de l'efficience cognitive des enfants nés prématurément n'ont pas abouti aux mêmes résultats.

Certains auteurs font état d'une stagnation des performances, voire d'une aggravation des difficultés rencontrées par ces enfants à mesure qu'ils avancent en âge (Aylward, 2002 ; O'Brien *et al.*, 2004). Taylor *et al.* (2000) font état de changements « moins positifs » entre 7 et 11 ans, chez des enfants nés avec un poids inférieur à 750 grammes comparés à des témoins, en ce qui concerne le niveau global d'efficience cognitive, les performances scolaires et les jugements émis par les parents relatifs aux problèmes de comportement et d'attention. Chez ces mêmes enfants et toujours en comparaison avec des témoins nés à terme, une amélioration moins nette des performances – une augmentation plus faible des scores bruts – est également observée entre 7 et 14 ans à deux tests évaluant les capacités perceptives et motrices, ainsi qu'au *Contingency Naming Test* qui évalue les fonctions attentionnelles exécutives (Taylor *et al.*, 2004).

A l'inverse, d'autres auteurs font état d'un rattrapage dans certains sous-groupes d'enfants. Ainsi, D'Angio *et al.* (2002) observent chez des enfants nés avant 29 SA un perfectionnement du fonctionnement scolaire entre l'école primaire et le collège, plus précisément entre 7 et 14 ans (voir aussi Tideman, 2000). La plupart des progrès observés concerne un groupe d'enfants qui, bien que scolarisés dans la classe attendue pour l'âge, ont bénéficié de mesures d'aide psychopédagogique entre 4 et 10 ans. Comme d'autres, les résultats de cette étude font ressortir la nécessité de dépister précocement les enfants susceptibles de présenter des troubles cognitifs et/ou comportementaux, afin de mettre en place les mesures de soutien appropriées.

En tout état de cause, et pour ce qui concerne plus précisément les processus exécutifs, les différences entre anciens prématurés et témoins nés à terme se font moins nettes à l'adolescence qu'à l'âge scolaire. Ainsi, les premiers ne se distinguent plus des témoins quant à leurs capacités de planification et de flexibilité (Allin *et al.*, 2001 ; Rushe *et al.*, 2001). Nosarti *et al.* (2006) n'observent pas non plus de différences entre les performances de 6 adolescents anciens grands prématurés et celles de 14 témoins appariés sur le genre, le QI et la classe sociale dans une tâche *go/no go*, à l'âge de 16 ans. Si des déficits sont encore observés en cette période, ils sont minimes (Saavalainen *et al.*, 2007).

CORRELATS CÉRÉBRAUX DES TROUBLES EXÉCUTIFS RELEVÉS CHEZ LES ENFANTS ANCIENS PRÉMATURÉS

Les déficits cognitifs et comportementaux relevés chez un certain nombre d'enfants nés prématurés peuvent être le fait de lésions cérébrales pré- ou périnatales (Abernethy *et al.*, 2002 ; Peterson *et al.*, 2002 ; Stewart *et al.*, 1999), susceptibles de désorganiser ou de retarder le développement cérébral (Ajayi-Obe *et al.*, 2000 ; Inder *et al.*, 2005).

De fait, des différences ont été notées entre des enfants nés à terme *vs* prématurément concernant les volumes de régions corticales et sous-corticales. Ces différences ont été observées dès les premières années de vie (Woodward *et al.*, 2005) et jusqu'au début de l'âge adulte (Lawrence *et al.*, 2008). A l'âge de 8 ans, les volumes du cortex préfrontal dorsolatéral et de ceux sensori-moteur, prémoteur et pariéto-occipital sont plus petits chez les enfants anciens prématurés que chez les témoins. Le volume de ces régions est corrélé à l'âge gestationnel (Peterson *et al.*, 2003). Des adolescents nés prématurément présentent également des volumes plus petits que ceux des témoins au niveau de l'hippocampe, des ganglions de la base, de l'amygdale et du corps calleux. Chez les premiers en revanche, les ventricules latéraux sont plus larges (Nosarti *et al.*, 2002, 2004 ; Peterson *et al.*, 2000). Les techniques récentes d'imagerie cérébrale ont encore permis de documenter l'existence de lésions de la substance blanche et d'un développement anormal du cervelet – dont le volume est également diminué chez les enfants anciens prématurés – associés à une augmentation du liquide cérébro-spinal (Messerschmidt *et al.*, 2005).

Parallèlement à ces anomalies structurelles, des différences fonctionnelles ont été relevées entre des enfants nés à terme et prématurés au niveau des aires préfrontales, des ganglions de la base et du cervelet. Par le biais de techniques d'imagerie par résonance magnétique fonctionnelle (IRMf), plusieurs auteurs font état d'un traitement neuronal « anormal » chez les enfants nés prématurément au cours de tâches cognitives.

Nosarti *et al.* (2006) ont également utilisé l'IRMf pour montrer que les anciens prématurés présentent des patterns d'activation cérébrale différents de ceux de témoins nés à terme lors de la résolution de tâches exécutives. Huit adolescents nés avant 33 SA, tous de sexe masculin, ont été comparés à 14 témoins appariés sur le QI et la classe sociale des parents, à l'âge de 16 ans. L'étude montre que, en dépit de bonnes performances dans les tâches employées – en l'occurrence, une tâche attentionnelle contrôle et une tâche de type *go/no go* impliquant l'inhibition d'une réponse motrice, les adolescents anciens prématurés présentent dans diverses régions cérébrales, des signaux BOLD (signaux dépendants du niveau d'oxygénation cérébrale) différents de ceux des témoins suggérant l'utilisation de stratégies « alternatives » chez les premiers (voir aussi Lawrence *et al.*, 2008 chez l'adulte). Dans la tâche d'inhibition, les adolescents nés prématurément montrent des signaux diminués de façon bilatérale au niveau de la région postérieure du cervelet, d'aires frontales (incluant le gyrus frontal inférieur et le cortex cingulaire antérieur) et de régions sous-corticales (incluant le noyau caudé dorsal droit, le thalamus et la partie latérale du globus pallidus gauche).

A l'inverse, une hyperactivation est relevée dans d'autres régions, essentiellement au niveau du lobe temporal. Cette hyperactivation pourrait compenser le possible dysfonctionnement des circuits fronto-striato-cérebelleux. Le recrutement d'un réseau alternatif pourrait alors rendre compte du fait que les adolescents anciens prématurés réalisent des performances équivalentes à celles des témoins nés à terme dans les tâches employées. Il faut toutefois souligner que les différences relevées entre les deux groupes au niveau des patterns d'activation peuvent en partie s'expliquer par la grande variabilité inter-individuelle relative aux macro- et microstructures morphologiques, hétérogénéité d'ailleurs plus importante dans le groupe des adolescents anciens prématurés que dans le groupe contrôle.

Ainsi, les résultats de l'étude de Nosarti *et al.* (2006) suggèrent que, à un niveau fonctionnel, les habiletés attentionnelles et inhibitrices peuvent être préservées à la suite d'une naissance prématurée et un développement cérébral possiblement altéré, et ce, par le biais d'un « reroutage » (*rerouting*) de fonctions au niveau neuronal. En d'autres termes, il existerait des mécanismes cérébraux favorisant le recrutement d'un réseau alternatif, visant à compenser un dysfonctionnement des substrats neuronaux normalement à l'œuvre lors de la complétion d'une tâche cognitive spécifique (Kolk, 2000).

Finalement, les troubles précoces du développement cérébral peuvent interférer avec le fonctionnement exécutif. Pour autant, si ces troubles peuvent être – dans une certaine mesure – prédictifs de déficits cognitifs ultérieurs, ils ne peuvent être considérés comme en étant la cause. Les relations observées entre dysfonctionnements cérébraux et troubles cognitifs sont sans aucun doute « bidirectionnelles », les troubles et retards développementaux affectant, en retour, le développement et le fonctionnement cérébral.

CONCLUSION : VERS LA REMÉDIATION DES TROUBLES EXÉCUTIFS

Nombre d'enfants nés prématurément se développent de façon tout à fait harmonieuse, ce qui rend d'ailleurs indispensable, dans les études relatives à leur devenir, la prise en compte de facteurs bio-médicaux et psycho-socio-environnementaux « covariants ». En revanche, certains enfants peuvent rencontrer des difficultés affectant les sphères cognitive et comportementale, et notamment le langage, les habiletés visuo-spatiales et visuo-motrices, ainsi que les processus attentionnels et exécutifs. Pour ces enfants, des mesures d'aide existent, qui permettent de faciliter les apprentissages et contribuent à l'autonomisation. Pour autant, le développement de mesures de remédiation portant spécifiquement sur les processus exécutifs est fondamental, et ce, d'autant plus qu'elles peuvent avoir un effet bénéfique sur l'efficience cognitive globale. Ainsi, Rueda *et al.* (2005) montrent que l'« entraînement » mis en place chez des enfants âgés de 4 à 6 ans améliore non seulement le fonctionnement attentionnel, fait attesté par des scores plus élevés à des tests d'attention et par l'observation de patterns d'activation cérébrale davantage comparables à ceux de l'adulte, mais aussi le score global de QI.

Des prises en charge en orthophonie ou en psychomotricité peuvent être préconisées pour les enfants éprouvant des troubles d'ordre attentionnel. En France néanmoins, des programmes d'aide plus spécifiques, du type de ceux mis en place au Québec par des auteurs comme Lussier, demandent à être étendus. Ceux-ci, réalisés auprès de très petits groupes d'enfants présentant des troubles de l'attention, visent l'amélioration des habiletés d'auto-régulation (contrôle de l'impulsivité, résistance à la distraction, organisation des idées et du travail, gestion de l'information), l'acquisition de stratégies d'apprentissage efficaces et leur généralisation à différents types d'activités ou de contextes. Sont notamment « entraînées » : les facultés de visualisation (*i.e.*, la formation d'images mentales) et de verbalisation (l'élaboration du discours interne), l'attention sélective (*i.e.*, la capacité à se concentrer sur les détails importants) et l'intégration des informations en provenance de l'environnement, ainsi que les stratégies permettant une meilleure mémorisation, l'élaboration d'un plan d'actions et le contrôle de son exécution.

Des logiciels existent également, qui permettent une intervention rééducative diversifiée et structurée portant sur les différents types d'attention. Ils peuvent être proposés aux enfants à partir de 4 ou 5 ans. Ils ont notamment pour avantage de permettre un transfert des acquis aux situations de la vie quotidienne.

Par ailleurs, des aménagements peuvent être mis en place à l'école et à la maison afin d'aider les enfants rencontrant des difficultés dans la gestion des processus exécutifs et des ressources attentionnelles. Cela demande que l'entourage prenne conscience, et accepte, qu'il puisse y avoir des différences entre les enfants, qu'il n'y a pas qu'une seule façon de résoudre un problème, que les « forces » et les « faiblesses » de l'enfant sont à prendre en compte, en particulier son mode privilégié de résolution de problèmes. Parmi les mesures susceptibles d'aider les enfants présentant des troubles « dysexécutifs » dans les activités scolaires et de la vie quotidienne, la décomposition et l'explicitation des tâches est à encourager (voir notamment Woodward *et al.*, 2005). Il convient également d'aider les enfants à différencier les éléments pertinents pour la tâche de ceux qui ne le sont pas. Enfin, si l'entraînement est nécessaire, les encouragements et le soutien apportés à l'enfant sont tout aussi fondamentaux.

RÉFÉRENCES

Abernethy, L.J., Palaniappan, M., & Cooke, R.W. (2002). Quantitative magnetic resonance imaging of the brain in survivors very low birth weight. *Archives of disease in childhood, 87*, 279-283.

Adam, S., Van der Linden, M., & Collette, F. (2001). Processus attentionnels et vieillissement normal. In J. Couillet, M. Leclercq, C. Moroni & P. Azouvi (Eds), *La neuropsychologie de l'attention* (pp.129-155). Marseille: Solal.

Ajayi-Obe, M., Saeed, N., Cowan, F. M., Rutherford, M.A., & Edwards, A. D. (2000). Reduced development of cerebral cortex in extremely preterm infants. *Lancet, 356*, 1162-1163.

Allin, M., Matsumoto, H., Santhouse, A.M., Nosarti, C., Alasasy, M.H.S., Stewart, A.L., Rifkin, L., & Murray, R. (2001). Cognitive and motor function and the size of the cerebellum in adolescents born very pre-term. *Brain, 124*, 60-66.

Anderson, P.J., Doyle, L.W. & the Victorian Infant Collaborative Study Group (2004). Executive functioning in school-aged children who were born very preterm or with extremely low birth weight in the 1990s. *Pediatrics, 114*(1), 50-57.

Andrès, P., & Van der Linden, M. (1998). Les capacités d'inhibition: une fonction « frontale »? *Revue Européenne de Psychologie Appliquée, 48*(1), 33-38.

Ardila, A. (2008). On the evolutionary origins of executive functions. *Brain and Cognition, 68* (1), 92-99.

Assel, M.A., Landry, S.H., Swank, P. R., Steelman, L., Miller-Loncar, C., & Smith, K.E. (2002). How do mothers' childrearing histories, stress and parenting affect children's behavioural outcomes? *Child: care, health and development, 28*(5), 359-68.

Aylward, G.P. (2002). Cognitive and neuropsychological outcomes: more than IQ scores. *Mental Retardation and Developmental Disabilities Research Reviews, 8*, 234-240.

Aylward, G.P. (2005). Neurodevelopmental outcomes of infants born prematurely. *Journal of Developmental and Behavioral Pediatrics, 26*(6), 427-440.

Bacharach, V.R., & Baumeister, A.A. (1998). Effects of maternal intelligence, marital status, income, and home environment on cognitive development of low birthweight infants. *Journal of Pediatric Psychology, 23*, 197-205.

Baddeley, A. (1996). Exploring the central executive. *Quarterly Journal of Experimental Psychology, 49A*, 5-28.

Barkley, R. A. (1997). Behavioral inhibition, sustained attention, and executive function: Constructing a unifying theory of ADHD. *Psychological Bulletin, 121*, 65-94.

Baughman, F. D., & Cooper, R. P. (2007). Inhibition and young children's performance on the Tower of London Task. *Cognitive Systems Research, 8*(3), 216-226.

Bayless, S., & Stevenson, J. (2007). Executive functions in school-age children born very prematurely. *Early Human Development, 83*, 247-254.

Bechara, A., Damasio, H., Damasio, A. R., & Lee, G. P. (1999). Different contributions of the human amygdala and ventromedial prefrontal cortex to decision-making. *The Journal of Neuroscience, 19*(13), 5473-5481.

Benoît, G., Fortin, L., Lemelin, S., Laplante, L., Thomas, J., & Everett, J. (1992). L'attention sélective dans la dépression majeure: ralentissement clinique et inhibition cognitive. *Revue Canadienne de Psychologie, 46*(1), 41-52.

Bhutta, A. T., Cleves, M. A., Casey, P. H., Cradock, M. M., & Anand, K. J. S. (2002). Cognitive and behavioral outcomes of school-aged children who were born preterm. A meta-analysis. *The Journal of the American Medical Association, 288*(6), 728-737.

Bjork, R. A. (1989). Retrieval inhibition as an adaptative mechanism in human memory. In H. L. Roediger, & F. I. M. Craik (Eds), *Varieties of memory and consciousness: Essays in honour of Endel Tulving* (pp. 309-330). Hillsdale, NJ: Lawrence Erlbaum.

Bjorklund, D. F., & Harnishfeger, K. K. (1990). The resources construct in cognitive development: diverse sources of evidence and a theory of inefficient inhibition. *Developmental Review, 10*, 48-71.

Botting, N., Powls, A., Cooke, R. W. I., & Marlow, N. (1997). Attention deficit hyperactivity disorders and other psychiatric outcomes in very low birthweight children at 12 years. *Journal of Child Psychology and Psychiatry, 38*, 931-941.

Breslau, N. (1995). Psychiatric sequelae of low birth weight. *Epidemiological Review, 17*, 96-106.

Breslau, N., Brown, G. C., Deldotto, J. E., Kumar, S., Ezhuthachan, S., Andreski, P., & Hufnagle, K. G. (1996). Psychiatric sequelae of low birth weight at 6 years of age. *Journal of Abnormal Child Psychology, 24*, 385-400.

Brocki, K., & Bohlin, G. (2004). Executive functions in children aged 6 to 13: a dimensional and developmental study. *Developmental neuropsychology, 26*(2), 571-593.

Bull, R., Espy, K. A., & Senn, T. E (2004). A comparison of performance on the Towers of London and Hanoi in young children. *Journal of Child Psychology and Psychiatry, 45*, 743-754.

Burgess, P. W., & Shallice, T. (1996). Response suppression, initiation and strategy use following frontal lobe lesions. *Neuropsychologia, 34*(4), 263-272.

Bush, G, Luu, P., & Posner, M. I. (2000). Cognitive and emotional influences in anterior cingulated cortex. *Trends in Cognitive Sciences, 4*(6), 215-222.

Carmody, D. P., Bendersky, M., DeMarco, J. K., Hiatt, M., Stanley, M. D., Hegyi, T., & Lewis M. (2006). Early risk, attention, and brain activation in adolescents born preterm. *Child development, 7*(2), 384-394.

Chan, R.C., Shum, D., Toulopoulou, T., & Chen, E.Y. (2008). Assessment of executive functions : Review of instruments and identification of critical issues. *Archives of Clinical Neuropsychology, 23*, 201-216.

Collette, F., & Van der Linden, M. (2002). Brain imaging of the central executive component of working memory. *Neuroscience and Biobehavioral Reviews, 26*, 105-125.

Curtis, W. J., Lindeke, L. L., Georgieff, M. K., & Nelson, C. A. (2002). Neurobehavioural functioning in neonatal intensive care unit graduates in late childhood and early adolescence. *Brain, 125*(7), 1646-1659.

D'Angio, C. T., Sinkin, R. A., Stevens, T. P., Landfish, N. K., Merzbach, J. L., Ryan, R. M., Phelps, D. L., Palumbo, D. R., & Myers, G.J. (2002). Longitudinal, 15-year follow-up of children born at less than 29 weeks' gestation after introduction of surfactant therapy into a region : neurologic, cognitive, and educational outcomes. *Pediatrics, 110*(6), 1094-1102.

Dammann, O., Walther, H., Allers, B., Schroder, M., Drescher, J., Lutz, D., Veelken, N., & Schulte, F. J. (1996). Development of a regional cohort of very-low-birthweight children at six years : cognitive abilities are associated with neurological disability and social background. *Developmental Medicine and Child Neurology, 38*, 97-108.

Davis, D. W., & Burns, B. (2001). Problems of self regulation : A new way to view deficits in children born prematurely. *Issues in Mental Health Nursing, 22*(3), 305-323.

Deforge, H., Toniolo, A. M., André, M., & Hascoët, J. M. (2007). Contrôle inhibiteur et prématurité à l'âge scolaire. *Revue de Neuropsychologie, 17*(4), 363-400.

Deforge, H., André, M., Hascoët, J.-M., Toniolo, A.-M., Demange, V., & Fresson, J. (2006). Développement cognitif et performances attentionnelles de l'ancien prématuré « normal » à l'âge scolaire. *Archives de Pédiatrie, 13*(9), 1195-1201.

Delamillieure, P., Brazo, P., Mellet, E., & Dollfus, S. (2003). Processus d'inhibition et schizophrénies. In S. Moutier (Ed.), *Inhibition neurale et cognitive* (pp. 187-205). Paris : Hermes.

Dempster, F. N., & Corkill, A. J. (1999). Interference and inhibition in cognition and behavior : Unifying themes for educational psychology. *Educational Psychology Review, 11*, 1-88.

Denckla, M. B. (1994). Measurement of executive functioning. In G. R. Lyon (Ed.), *Frames of Reference for the Assessment of Learning Disabilities : New Views on Measurement Issues* (pp. 117-142). Baltimore : Paul H. Brookes Publishing Company.

Dennis, M., & Barnes, M. A. (1994). Neuropsychologic function in same-sex twins discordant for perinatal brain damage. *Developmental and Behavioral Pediatrics, 15*(2), 124-130.

Deslandre, E., Lefebvre, G., Girard, C., Lemarchand, M., & Mimouni, A. (2004). Evaluation neuropsychologique. Les fonctions exécutives. *Neurologie-Psychiatrie-Gériatrie, 4* (19), 8-10.

Diamond, A. (2002). Normal development of prefrontal cortex from birth to young adulthood : Cognitive functions, anatomy, and biochemistry. In D. T. Stuss & R. T. Knight (Eds), *Principles of frontal lobe function* (pp. 466-503). New York : Oxford University Press.

Diamond, A. (1988). Abilities and neural mechanisms underlying A not B performance. *Child Development, 59,* 523-527.

Dillon, D.G., & Pizzagalli, D. A. (2007). Inhibition of action, thought, and emotion : A selective neurobiological review. *Applied and Preventive Psychology, 12*, 99-114.

DuPaul, G. J., Power, T. J., Anastopoulos, A. D., Reid, R., McGoey, K. E., & Ikeda, M. J. (1997). Teacher ratings of ADHD symptoms : Factor structure and normative data. *Psychological Assessment, 9*, 436-444.

Elliott, R. (2003). Executive functions and their disorders. *British Medical Bulletin, 65*(1), 49-59.

Emslie, H., Wilson, C., Burden, V., Nimmo-Smith, I., & Wilson, B. (2003). *Behavioural assessment of the Dysexecutive Syndrome (BADS).* Bury St Edwards: Thames Valley Test Company.

Eslinger, P. J. (1996). Conceptualizing, describing, and measuring components of executive function: A summary. In G. Reid Lyon & Norman A. Krasnegor (Eds), *Attention, memory, and executive function* (pp. 263-278). Baltimore: Paul H. Brookes.

Everett, J., & Lajeunesse, C. (2000). L'inhibition cognitive et la psychopathologie: vers une conceptualisation moins simpliste. *L'Encéphale, 26*(2), 13-20.

Eysenck, M. W., Derakshan, N., Santos, R., & Calvo, M. G. (2007). Anxiety and cognitive performance: Attentional control theory. *Emotion, 7*, 336-353.

Fan J., McCandliss, B. D., Sommer, T., Raz, A., & Posner, M. I. (2002). Testing the efficiency and independance of attentional networks. *Journal of Cognitive Neuroscience, 14*, 340-347.

Fray, P. J., Robbins, T. W., & Sahakian, B. J. (1996). Neuropsychiatric applications of CANTAB. *International Journal of Geriatric Psychiatry, 11*, 329-336.

Friedman, N. P., & Miyake, A. (2004). The relations among inhibition and interference control functions: A latent-variable analysis. *Journal of Experimental Psychology: General, 133*, 101-135.

Friedman, N. P., Miyake, A., Corley, R. P., Young, S. E., DeFries, J. C., & Hewitt, J. K. (2006). Not all executive functions are related to intelligence. *Psychological Science 17*(2), 172-179.

Geurts, H. M., Verte, S., Oosterlaan, J., Roeyers, H., & Sergeant, J. A. (2004). How specific are executive functioning deficits in attention deficit hyperactivity disorder and autism? *Journal of Child Psychology and Psychiatry, 45*(4), 836-854.

Gioia, G., Isquith, P., Guy, S., & Kenworhy, L. (2000*). BRIEF: Behavior Rating Inventory of Executive Function. Professional Manual.* Odessa, FL: Psychological Assessment Resources.

Girouard, P. C., Baillargeon, R. H., Tremblay, R. E., Glorieux, J., Lefebvre, F., & Robaey, P. (1998). Developmental pathways leading to externalizing behaviors in 5 year olds born before 29 weeks of gestation. *Developmental and Behavioral Pediatrics, 19*(4), 244-253.

Godefroy, O., Cabaret, M., Petit-Chenal, V., Pruvo, J. P., & Rousseaux, M. (1999). Control functions of the frontal lobes. Modularity of the central-supervisory system? *Cortex. 35*(1), 1-20.

Godefroy, O., Jeannerod, M., Allain, P., & Le Gall, D. (2008). Lobe frontal, fonctions exécutives et controle cognitif. *Revue Neurologique, 164*(S3), 119-127.

Grafman, J., & Krueger, F. (2006). Volition and the human prefrontal cortex. In N. Sebanz & W. Prinz (Eds), *Disorders of Volition* (pp. 347-372). Cambridge, MA: MIT Press.

Hack, M., Breslau, N., Aram, D., Weismann, B., Klein, N., & Borawski-Clark, E. (1992). The effect of very low birth weight and social risk on neurocognitive abilities at school age. *Developmental and Behavioral Pediatrics, 13* (6)*,* 412-420.

Harvey, J. M., O'Callaghan, M. J., & Mohay, H. (1999). Executive function of children with extremely low birthweight: a case control study. *Developmental Medicine and Child Neurology, 41*, 292-297.

Hasher, L., Zacks, R. T., & May, C. P. (1999). Inhibitory control, circadian arousal and age. In D. Gopher & A. Koriat (Eds), *Attention and Performance* (pp. 653-675). Cambridge, MA: MIT Press.

Hille, E. T. M., Den Ouden, A. L., & Saigal, S. (2001). Behavioural problems in children who weight 1 000 g or less at birth in four countries. *Lancet, 357,* 1641-1643.

Hooper, S. R., Swartz, C. W., Wakely, M. B., de Kruif, R. E. L., & Montgomery, J. W. (2002). Executive functions in elementary school children with and without problems in written expression. *Journal of Learning Disabilities, 35* (1) 57-68.

Horwood, L. J., Mogridge, N., & Darlow, B. A. (1998). Cognitive, educational, and behavioural outcomes at 7 to 8 years in a national very low birthweight cohort. *Archives of Disease in Chilhood. Fetal and Neonatal Edition, 79,* 12-20.

Houdé, O. (1997). Développement cognitif et inhibition. De l'erreur A-non-B aux biais de raisonnement. *Psychologie Française, 42*(1), 23-29.

Houdé, O. (2000). Inhibition and cognitive development: object, number, categorization, and reasoning. *Cognitive Development, 15,* 63-73.

Houdé, O. (2003). Inhibition cognitive et imagerie cérébrale. In S. Moutier (Ed.), *Inhibition neurale et cognitive* (pp. 61-73). Hermes Science. Paris: Lavoisier.

Houdé, O., Mazoyer, B., & Tzourio-Mazoyer, N. (2002). *Cerveau et psychologie: Introduction à l'imagerie cérébrale anatomique et fonctionnelle.* Paris: Presses Universitaires de France.

Huddy, C. L. J., Johnson, A., & Hope, P. L. (2001). Educational and behavioural problems in babies of 32-35 weeks gestation. *Archives of Disease in Chilhood. Fetal and Neonatal Edition, 85,* 23-28.

Huizinga, M., Dolan, C.V., & Van der Molen, M. W. (2006). Age-related change in executive function: Developmental trends and a latent variable analysis. *Neuropsychologia, 44*(11), 2017-2036.

Inder, T. E., Warfield, S. K., Wang, H., Hüppi, P. S., & Volpe, J. J. (2005). Abnormal cerebral structure is present at term in premature infants. *Pediatrics, 115*(2), 286-294.

Isaacs, E. B., Lucas, A., Chong, W. K., Wood, S. J., Johnson, C. L., Marshall, C., Vargha-Kadem, F., & Gadian, D. G. (2000). Hippocampal volume and everyday memory in children of very low birthweight. *Pediatric Research, 47,* 713-720.

Jennische, M., & Sedin, G. (2001). Spontaneous speech at 6 1/2 years of age in children who required neonatal intensive care in 1986-1989, *Acta Paediatrica, 90,* 22-33.

Kaldy, Z. & Sigala, N. (2004). The neural mechanisms of object working memory: What is where in the infant brain? *Neuroscience and Biobehavioral Reviews, 28,* 113-121.

Kipp, K. (2005). A developmental perspective on the measurement of cognitive deficits in attention-deficit/hyperactivity disorder. *Biological Psychiatry, 57*(11), 1256-1260.

Klebanov, P., Brooks-Gunn, J., & McCormick, M. (1994). Classroom behavior of very low birth weight elementary school children. *Pediatrics, 94,* 700-708.

Klein, N. K. (1988). Children who where very low birthweight: cognitive abilities and classroom behavior at five years of age. *The Journal of Special Education, 22*(1), 41-54.

Klenberg, L., Korkman, M., & Lahti-Nuutila, P. (2001). Differential development of attention and executive functions in 3-to 12-year-old Finnish children. *Developmental Neuropsychology, 20,* 407-428.

Kolk, H. H. (2000). Multiple route plasticity. *Brain and Language, 71*(1), 129-131.

Konishi, S., Hayashi, T., Uchida, I., Kikyo, H., Takahashi, E., & Myashita, Y. (2002). Hemispheric asymmetry in human lateral prefrontal cortex during cognitive set shifting. *Proceedings of the National Academy of Sciences, 99*(11), 7803-7808.

Landry, S. H., Garner, P., Swank, P., & Baldwin, C. (1996). Effects of maternal scaffolding during joint toy play with preterm and full-term infants. *Merrill-Palmer Quarterly, 42,* 177-199.

Landry, S. H., Smith, K. E., Swank, P. R., Assel, M. A., & Vellet, S. (2001). Does early responsive parenting have a special importance for children's development or is consistency across early childhood necessary? *Developmental Psychology, 37*(3), 387-403.

Laplante, L., Everett, J., & Thomas, J. (1992). Inhibition through negative priming with Stroop stimuli in schizophrenia. *British Journal of Clinical Psychology, 31*, 307-326.

Larroque, B., Delobel, M., Arnaud, C., Marchand, L., & le groupe Epipage (2008). Devenir à 5 et 8 ans des enfants grands prématurés dans l'étude Epipage: développement cognitif, troubles du comportement et scolarisation. *Archives de Pédiatrie, 15,* 589-591.

Lawrence, E. J., Rubia, K., Murray, R. M., McGuire, P. K., Walshe, M., Allin, M., Giampietro, V., Rifkin, L., Williams, S. C., & Nosarti, C. (2008). The neural basis of response inhibition and attention allocation as mediated by gestational age. *Human Brain Mapping, 30*(3), 1038-1050.

Le Gall, D., Van der Linden, M., Andrès, P., Zied Kefi, M., & Colette, F. (2002). Inhibition et lobes frontaux. In C. Boujon (Ed.), *L'inhibition au carrefour des neurosciences et des sciences de la cognition. Fonctionnements normal et pathologique* (pp.159-178). Marseille: Solal.

Leclercq, V., Jambaqué, I., Picard, A., Bricout, L., & Siéroff, E. (2006). Trouble du contrôle attentionnel et prématurité. *Revue de Neuropsychologie, 16*(1), 41-64.

Lehto, J. H. (1996). Are executive function tests dependent on working memory capacity? *Human Experimental Psychology, 49*(1), 29-50.

Lehto, J., Juujarvi, P., Kooistra, L., & Pulkinnen, L. (2003). Dimensions of executive functioning: evidence from children. *British Journal of Developmental Psychology, 21*, 59-80.

Logan, G. D., & Cowan, W. B. (1984). On the ability to inhibit thought and action: A theory of an act of control. *Psychological Review, 91*, 295-327.

Luciana, M. (2003). Cognitive development in children born preterm: Implications for theories of brain plasticity following early injury. *Development and Psychopathology, 15*, 1017-1047.

Luciana, M., Conklin, H. M., Hooper, C. J., & Yarger, R. S. (2005). The development of nonverbal working memory and executive control processes in adolescents. *Child Development, 76*(3), 697-712.

Luciana, M., Lindeke, L., Georgieff, M., Mills, M., & Nelson, C. A. (1999). Neurobehavioral evidence for working-memory in school-aged children with histories of prematurity. *Developmental Medicine and Child Neurology, 41*, 521-534.

Luria, A. R. (1966). *Higher cortical functions in man.* New York: Basic Books.

Manly, T., Robertson, I. H., Anderson, V., & Mimmo-Smith, I. (2006). *Test d'évaluation de l'attention chez l'enfant.* Paris: ECPA.

Marlow, N., Roberts, B. L., & Cooke, R. W. I. (1993). Outcome at 8 years for children with birth weights of 1 250 g or less. *Archives of Disease in Childhood, 68*, 286-290.

McCormick, M. C., Gortmaker, S. L., & Sobol, A. M. (1990). Very low birth weight children: Behavior problems and school difficulty in a national sample. *The Journal of Pediatrics, 117*, 687-693.

McGrath, M. M., Sullivan, M., Devin, J., Fontes-Murphy, M., Barcelos, S., DePalma, J. L., & Faraone, S. (2005). Early precursors of low attention and hyperactivity in a preterm sample at age four. *Issues in Comprehensive Pediatric Nursing, 28*(1), 1-15.

Mellier, D., Fernandez-Berani, L., & Fessard, C. (1999). Devenir à 6 ans d'enfants grands prématurés. *Enfance, 1*, 67-78.

Mellier, D., & Fessard, C. (1998). Preterm birth and cognitive inhibition. *Revue Européenne de Psychologie Appliquée, 48*(1), 13-17.

Messerschmidt, A., Brugger, P. C., Boltshauser, E., Zoder, G., Sterniste, W., Birnbacher, R., & Prayer, D. (2005). Disruption of cerebellar development : potential complication of extreme prematurity. *American Journal of Neuroradiology, 26,* 1659-1667.

Mesulam M-M. (1985). *Principles of behavioral neurology.* Philadelphia : F. A. Davis.

Mitchell, R. L. C., & Phillips, L. H. (2007). The psychological, neurochemical and functional neuroanatomical mediators of the effects of positive and negative mood on executive functions. *Neuropsychologia, 45*(4), 617-629.

Miyake, A., Friedman, N. P., Emerson, M. J., Witzkil, A. H., Howerter A., & Wager, T. D. (2000). The unity and diversity of executive functions and their contributions to complex "frontal lobe" tasks : a latent variable analysis. *Cognitive Psychology, 41*(1) 49-100.

Muir-Broaddus, J. E., Rosenstein, L. D., Medina, D. E., & Soderberg, C. (2002). Neuropsychological test performance of children with ADHD relative to test norms and parent behavioral ratings. *Archives of Clinical Neuropsychology, 17,* 671-689.

Murray, A. D., & Hornbacker, A. V. (1997). Maternal directive and facilitative interaction styles : associations with language and cognitive development of low risk and high risk toddlers. *Development and Psychopathology, 9*(3), 507-516.

Nichols, S. L., & Waschbusch, D. A. (2004). A review of the validity of laboratory cognitive tasks used to assess symptoms of ADHD. *Child Psychiatry Human Development, 34,* 297-315.

Norman, D. A., & Shallice, T. (1986). Attention to action : Willed and automatic control of behaviour. In R. J. Davidson, G. E. Schwartz & D. Shapiro (Eds), *Consciousness and self-regulation : Advances in research and theory* (pp. 1-18). New York : Plenum.

Nosarti, C., Al-Asady, M. H. S., Frangou, S., Stewart, A. L., Rifkin, L., & Murray, R. M. (2002). Adolescents who were born very preterm have decreased brain volumes. *Brain, 125,* 1616-1623.

Nosarti, C., Rubia, K., Smith, A. B., Frearson, S., Williams, S. C., Rifkin, L., & Murray, R. M. (2006). Altered functional neuroanatomy of response inhibition in adolescent boys who were born very preterm. *Developmental Medicine and Child Neurology, 48,* 265-71.

Nosarti, C., Rushe, T. M., Woodruff, P. W. R., Stewart, A. L., Rifkin, L., & Murray, R. M. (2004). Corpus callosum size and very preterm birth : relationship to neuropsychological outcome. *Brain, 127*(9), 2080-2089.

O'Brien, F., Roth, S., Stewart, A., Rifkin, L., Rushe, T., & Wyatt, J. (2004). The neurodevelopmental progress of infants less than 33 weeks into adolescence. *Archives of Disease in Childhood, 89,* 207-211.

O'Hearn, K., Asato, M., Ordaz, S., & Luna, B. (2008). Neurodevelopment and executive function in autism. *Development and Psychopathology, 20,* 1103-1132.

Pennington, B. F. (1997). Dimensions of executive functions in normal and abnormal development. In N. A. Krasnegor, G. R. Lyon & P. S. Goldman-Rakic (Eds*), Development of the prefrontal cortex : Evolution, neurobiology, and behaviour* (pp. 265-281). Baltimore : P. H. Brookes.

Pennington, B. F., & Ozonoff, S. (1996). Executive functions and developmental psychopathology. *Journal of Child Psychology and Psychiatry, 37,* 51-87.

Peterson, B. S., Anderson, A. W., Ehrenkranz, R., Staib, L. H., Tageldin, M., Colson, E., Gore, J. C., Duncan, C. C., & Ment, L. R. (2003). Regional brain volumes and their later neurodevelopmental correlate in term and preterm infants. *Pediatrics, 111*(5), 939-948.

Peterson, B. S., Vohr, B., Kane, M. J., Whalen, D. H., Schneider, K. C., Katz, K. H., Zhang, H., Duncan, C. C., Makuch, R., Gore, J. C., & Ment, L. R. (2002). A functional magnetic resonance imaging study of language processing and its cognitive correlates in prematurely born children. *Pediatrics, 110*(6), 1153-1162.

Peterson, B. S., Vohr, B., Staib, L. H., Cannistraci, C. J., Dolberg, A., Schneider, K. C., Katz, K. H., Westerveld, M., Sparrow, S., Anderson, A. W., Duncan, C. C., Makuch, R. W., Gore, J. C., & Ment, L. R. (2000). Regional brain volume abnormalities and long-term cognitive outcome in preterm infants. *The Journal of the American Medical Association, 284*, 1939-1947.

Pharoah, P. O. D., Stevenson, C. J., Cooke, R. W. I., & Stevenson, R. C. (1994). Prevalence of behaviour disorders in low birthweight infants. *Archives of Disease in Childhood, 70*, 271-274.

Piaget, J. (1936). *La naissance de l'intelligence chez l'enfant.* Neuchâtel : Delachaux & Niestlé.

Poehlmann, J., & Fiese, B. H. (2001). The interaction of maternal and infant vulnerabilities on developing attachment relationships. *Development and Psychopathology, 13*, 1-11.

Posner, M. I., & Rothbart, M. K. (1991). Les mécanismes de l'attention et l'expérience consciente. *Revue de Neuropsychologie, 2*, 85-115.

Rabbitt, P. (1997). Methodologies and models in the study of executive function. In P. Rabbitt (Ed.), *Methodology of frontal and executive function* (pp. 1-38). East Sussex, UK : Psychology Press Publishers.

Rabiner, D. L., & Malone, P. S. (2004). Conduct Problems Prevention Research Group. The impact of tutoring on early reading achievement for children with and without attention problems. *Journal of Abnormal Child Psychology, 32*(3), 273-284.

Riccio, C. A., Homack, S., Pizzitola-Jarratt, K., &. Wolfe, M. E. (2006). Differences in academic and executive function domains among children with ADHD predominantly inattentive and combined. *Archives of Clinical Neuropsychology, 21*(7), 657-667.

Rieck, M., Arad, I., & Netzer, D. (1996). Developmental evaluation of very-low-birth-weight infants : longitudinal and cross-sectional studies. *International Journal of Behavioral Development, 19*(3), 549-562.

Roberts, A. L., Robbins, T. W., & Weiskrantz, L. (2002). *The prefrontal cortex : Executive and cognitive functions.* Oxford : Oxford University Press.

Roberts, R. J. Jr., Hager, L. D., & Heron, C. (1994). Prefrontal cognitive processes : working memory and inhibition in the antisaccade task. *Journal of Experimental Psychology : General, 123*, 374-393.

Robertson, C. M. T., Etches, P. C., & Kyle, J. M. (1990). Eight-year school performance and growth of preterm, small for gestational age infants : A comparative study with subjects matched for birth weight or for gestational age. *Journal of Pediatrics, 116*, 19-26.

Robson, A. L., & Pederson, D. R. (1997). Predictors of individual differences in attention among low birth weight children. *Journal of Developmental and Behavioral Pediatrics, 18*(1), 13-21.

Rubia, K., Overmeyer, S., Taylor, E., Brammer, M., Williams, S. C. R., Simmons, A., Andrew, C., & Bullmore, E. T. (2000). Functional frontalisation with age : mapping neurodevelopmental trajectories with fMRI. *Neuroscience and Biobehavioral Reviews, 24*(1), 13-1.

Rueda, M. R., Rothbart, M. K., McCandliss, B. D., Saccamono, L., & Posner, M. I. (2005). Relative influences of training, maturation and genetic differences in the development of executive attention. *Proceedings of National Academy of Sciences, 102*(41), 14931-14936.

Ruff, H. A., & Rothbart, M. K. (1996). *Attention in Early Development.* Oxford : Oxford University Press.

Rushe, T. M., Rifkin, L., Stewart, A. L., Townsend, J. P., Roth, S. C., Wyatt, J. S., & Murray, R. M. (2001). Neuropsychological outcome at adolescence of very preterm birth and its relation to brain structure. *Developmental Medicine and Child Neurology, 43*, 226-233.

Saavalainen, P. M., Luoma, L., Bowler D. M., Maatta S., Kiviniemi, V., Laukkanen, E., & Herrgard, E. (2007). Spatial span in very prematurely born adolescents. *Developmental Neuropsychology, 32*(3), 769-785.

Salt, A., & Redshaw, M. (2006). Neurodevelopmental follow-up after preterm birth : follow up after two years. *Early Human* Development, *82*(3), 185-197.

Salthouse, T. A. (2005). Relations between cognitive abilities and measures of executive functioning. *Neuropsychology, 19*(4), 532-545.

Sameroff, A. J., & MacKenzie, M. J. (2003). Research strategies for capturing transactional models of development : The limits of the possible. *Development and Psychopathology, 15*, 613-640.

Seron, X., Van der Linden, M., & Andrès, P. (1999). *Neuropsychologie des lobes frontaux.* Marseille : Solal.

Shallice, T. (1982). Specific impairments of planning. *Philosophical Transactions of the Royal Society of London, B, 298*, 199-209.

Shum, D., Neulinger, K., O'Callaghan, M., & Mohay, H. (2008). Attentional problems in children born very preterm or with extremely low birth weight at 7-9 years. *Archives of Clinical Neuropsychology, 23*(1), 103-112.

Stewart, A. L., Rifkin, L., Amess, P. N., Kirkbride, V., Townsend, J. P., Miller, D. H., Lewis, D. H., Kingsley, S. W., Moseley, D. P. E., Foster, O., & Murray, R. M. (1999). Brain structure and neurocognitive and behavioural function in adolescents who were born very preterm. *Lancet, 353,* 1653-1657.

Stewart, J. A., & Tannock, R. (1999). Inhibitory control differences following mild head injury. *Brain and Cognition, 41*(3), 411-416.

Stjernqvist, K., & Svenningsen, N. W. (1995). Extremely low-birth-weight infants less than 901 g : Development and behaviour after 4 years of life. *Acta Paediatrica, 84*, 500-506.

Stjernqvist, K., & Svenningsen, N. W. (1999). Ten-year follow-up of children born before 29 gestational weeks : health, cognitive development, behaviour and school achievement. *Acta Pediatrica, 88*, 557-562.

Stuss, D. T. (1992). Biological and psychological development of executive functions. *Brain and Cognition, 20*, 8-23.

Stuss, D. T., & Knight, R. T. (2002). *Principles of frontal lobe function.* Oxford : Oxford University Press.

Syssau, A., Bentabet, M., Brouillet, D., & Pelissier, J. (2001). Effect of traumatic brain injury on control and suppression of inhibition processes. *Revue de Neurologie, 157*(3), 318-320.

Szatmari, P., Saigal, S., Rosenbaum, P., Campbell, D., & King, S. (1990). Psychiatric disorders at five years among children with birthweights less than 1 000 g : A regional perspective. *Developmental Medicine and Child Neurology, 32*, 954-92.

Szatmari, P., Saigal, S., Rosenbaum, P., & Campbell, D. (1993). Psychopathology and adaptative functioning among extremely low birthweight children at eight years of age. *Development and Psychopathology, 5*, 345-357.

Taylor, H. G., Klein, N., Minich, N. M., & Hack, M. (2000). Middle-school-age outcomes in children with very low birthweight. *Child Development, 71*(6), 1495-1511.

Taylor, H. G., Klein, N., Schatschneider, C., & Hack, M. (1998). Predictors of early school age outcomes in very low birth weight children. *Developmental and Behavioral Pediatrics, 19*(4), 235-243.

Taylor, H. G., Minich, N. M., Klein, N., & Hack, M. (2004). Longitudinal outcomes of very low birth weight: Neuropsychological findings. *Journal of International Neuropsychological Society, 10*, 149-163.

Teplin, S. W., Burchinal, M., Johnson-Martin, N., Humphry, R. A., & Kraybill, E. N. (1991). Neurodevelopmental, health, and growth status at age 6 years of children with birth weights less than 1 001 grams. *The Journal of Pediatrics, 118*, 768-777.

Tideman, E. (2000). Longitudinal follow-up of children born preterm : cognitive development at age 19. *Early Human Development, 58*(2), 81-90.

Van der Linden, M., Meulemans, T., Seron, X., Coyette, F., Andrès, P., & Prairial, C. (2000). L'évaluation des fonctions exécutives. In X. Seron & M. Van Der Linden (Eds), *Traité de neuropsychologie clinique* (pp. 275-300). Marseille : Solal.

Van der Sluis, S., de Jong, P. F., Van der Leij, A. (2007). Executive functioning in children, and its relations with reasoning, reading, and arithmetic. *Intelligence, 35*(5), 427-449.

Van de Weijer-Bergsma, E., Wijnroks, L., & Jongmans, M. J. (2008). Attention development in infants and preschool children born preterm : a review. *Infant Behavior and Development, 31*(3), 333-351.

Veddovi, M., Gibson, F., Kenny, D. T., Bowen, J., & Starte, D. (2004). Preterm behavior, maternal adjustment, and competencies in the newborn period : What influence do they have at 12 months postnatal age ? *Infant Mental Health Journal, 25*(6), 580-599.

Waber, D. P., & McCormick, M. C. (1995). Late neuropsychological outcomes in preterm infants of normal IQ : Selective vulnerability of the visual system. *Journal of Pediatric Psychology, 20*(6), 721-735.

Waldau, R. (1999). A developmental study of problem solving in children aged 3-6 : Development of planning strategies. *Unpublished undergraduate thesis*, University of London.

Welsh, M. C. (2002). Developmental and clinical variations in executive functions. In D. L. Molfese &. V. J. Molfese (Eds), *Developmental variations in learning : application to social, executive function, language and reading skills* (pp. 139-185). Mahwah, NJ : Lawrence Erlbaum Associates Publishers.

Whitaker, A. H., Van Rossem, R., Feldman, J. F., Schonfeld, I. S., Pinto-Martin, J. A., Torre, C., Shaffer, D., & Paneth, N. (1997). Psychiatric outcomes in low-birth-weight children at age 6 years : Relation to neonatal cranial ultrasound abnormalities. *Archives of General Psychiatry, 54*, 847-856.

Whitfield, M. F., Eckstein-Grunau, R. V., & Holsti, L. (1997). Extremely premature (< 800 g) schoolchildren : multiple area of hidden disability. *Archives of Disease in Childhood, 77*, 85-90.

Wijnroks, L. (1998). Early maternal stimulation and the development of cognitive competence and attention of preterm infants. *Early Development and Parenting, 7*(1), 19-30.

Wijnroks, L., & Van Veldhoven, N. (2003). Individual differences in postural control and cognitive development in preterm infants. *Infant Behavior and Development, 26*(1), 14-26.

Willatts, P., Hall, S., Forsyth, S., Nelson, J., & Taylor, D. (1994). The influence of low birth weight on cognitive and executive function at six years. *Infant Behavior and Development, Special issue ICIS*, 297.

Witt, K., Daniels, C., Wolff, S., Jansen, O., Siebner, H., & Deuschl, G. (2007). Neuronal activity of two subfunctions of executive control mechanisms. An event-related fMRI study concerning task switching and response inhibition. *Clinical Neurophysiology, 118*(4), 114-115.

Wolke, D. (1998). Psychological development of prematurely born children. *Archives of Disease in Chilhood, 78*, 567-570.

Woodward, L. J., Edgin, J. O., Thompson, D., & Inder, T. E. (2005). Object working memory deficits predicted by early brain injury and development in the preterm infant. *Brain, 128*, 2578-2587.

Zacks, R. T., & Hascher, L. (1994). Directed ignoring : inhibitory regulation of working memory. In D. Dagenbach & T. H. Carr (Eds), *Inhibitory mechanisms in attention, memory and language* (pp. 241-264). San Diego : Academic Press.

Zelazo, P. D., Muller, U., Frye, D., & Marcovitch, S. (2003). The development of executive function in early childhood. *Monographs of the Society for Research in Child Development, 68*(3), Serial n° 274.

Collection Troubles du développement psychologique et des apprentissages

Le développement de l'enfant né prématuré
Daniel Mellier (Ed.)
Solal éditeur, Marseille - 2011.

R. PIZZO [1]
K. BARISNIKOV [2]

LE DÉVELOPPEMENT DES COMPÉTENCES SOCIO-ÉMOTIONNELLES DES ENFANTS NÉS PRÉMATURÉS

INTRODUCTION

La nature, l'intensité et la persistance de l'impact de la prématurité sur le fonctionnement cognitif, émotionnel et social ont fait l'objet de nombreuses recherches. De même que les travaux centrés sur le développement cognitif ont mis en évidence des dysfonctionnements exécutifs et attentionnels (voir le chapitre de Deforge *et al.*, ce volume p. 107), ceux orientés sur le développement socio cognitif ont remarqué des perturbations du comportement social et de la gestion des émotions. Toutefois, peu de travaux ont lié les deux domaines du fonctionnement psychologique en examinant comment les compétences cognitives sont susceptibles d'intervenir dans le développement et l'expression des difficultés socio-émotionnelles, question qui est abordée dans ce chapitre.

Après avoir recensé les principaux travaux consacrés aux compétences socio-émotionnelles des enfants nés prématurément, à l'âge préscolaire, scolaire, et à l'adolescence, nous présenterons un modèle socio-émotionnel intégratif capable d'éclairer les mécanismes sous-jacents à un fonctionnement social adéquat. Dans la dernière partie, nous examinerons les relations entre les compétences d'inhibition et les difficultés comportementales ou sociales.

1. Université de Genève, Faculté de Psychologie et des Sciences de l'Education. Psychologie clinique et neuropsychologie de l'enfant.
roxane.pizzo@unige.ch
koviljka.barisnikov@unige.ch

LES COMPÉTENCES SOCIO-ÉMOTIONNELLES DES ENFANTS NÉS PRÉMATURÉMENT

A L'ÂGE PRÉSCOLAIRE

En comparaison de la multitude de recherches consacrées au développement cognitif, notamment celles concernant la compréhension du monde physique (espace, nombre) à l'âge préscolaire, relativement peu d'études se sont intéressées aux compétences socio-émotionnelles. Cela s'explique d'abord par la plus grande complexité à identifier, à cette période d'âge, des difficultés dans ce domaine du développement centré sur les personnes. Par ailleurs, peu d'instruments sont disponibles pour évaluer le développement socio-cognitif de jeunes enfants. Cette carence relative a conduit les chercheurs à privilégier l'usage de questionnaires parentaux, tout en sachant cependant que les parents se montrent plus tolérants envers les comportements potentiellement inadaptés de leurs enfants d'âge préscolaire qu'après l'entrée à l'école primaire. Ces questionnaires indiquent une plus grande fréquence de scores cliniques (ou critiques) d'hyperactivité/inattention, ainsi que des scores d'habiletés sociales moins élevés que chez les enfants du même âge nés à terme (Hoff *et al.*, 2004). Quelques études s'appuient sur l'observation directe des enfants. Li-Grining (2007) propose une épreuve de gratification différée et des tâches d'inhibition comportementale à des enfants de 3 et 4 ans nés prématurés. Ils obtiennent des scores significativement inférieurs dans des tâches de régulation du comportement, en comparaison des scores réalisés par les enfants nés à terme. L'auteur suggère, sans pouvoir l'attester, que les atteintes cérébrales *a minima* liées à la naissance prématurée pourraient avoir retenti négativement sur les capacités des enfants à contrôler leur comportement et leur attention.

Clark, Woodward, Horwood et Moor (2008) ont combiné l'observation directe d'interactions adulte-enfant, la passation du test de Bayley qui estime le quotient de développement, et le recueil de réponses parentales au questionnaire « Emotion Regulation Check-list » pour décrire le développement de la régulation émotionnelle d'enfants nés prématurément (nés à < 34 semaines d'AG) en comparaison à celui d'enfants nés à terme. Il s'avère qu'aux âges de 2 et 4 ans, les enfants nés le plus prématurément montrent les plus faibles capacités de régulation de soi (incluant la régulation des émotions) et des scores d'attention soutenue moins élevés en comparaison des enfants nés à terme. Un des prédicteurs les plus importants de la qualité de la régulation de soi est le style parental et l'existence d'anomalies modérées ou sévères de la matière blanche, ce qui irait dans le sens des propositions de Li-Grining (2007). Ces résultats confirment également ceux de Lowe, Woodward et Papile (2005) qui avaient conclu à la plus grande fréquence de perturbation de la régulation émotionnelle chez l'enfant né prématuré dès l'âge de 8 mois.

A L'ÂGE SCOLAIRE

Il y a un consensus pour considérer que les enfants anciens prématurés d'âge scolaire présentent un risque statistiquement plus élevé de manifester des difficultés comportementales et sociales que leurs pairs d'âge nés à terme

(Anderson & Doyle, 2004; Bhutta *et al.*, 2002; Breslau & Chilcoat, 2000; Hille *et al.*, 2001; Hoff *et al.*, 2004; Horwood, Morgridge, & Darlow, 1998; Li-Grining, 2007; Van Baar *et al.*, 2005). En particulier, Wolke (1998) souligne la fréquence, plus élevée que chez les enfants nés à terme du même âge, de troubles externalisés (principalement des troubles attentionnels avec/sans hyperactivité ainsi que des comportements d'opposition) et de troubles internalisés (symptômes d'anxiété, de dépression, de retrait social). Cela se trouve confirmé par Bhutta *et al.* (2002) à l'issue d'une méta-analyse de 16 études. Le déficit d'attention avec/sans hyperactivité est noté deux fois plus souvent que dans la population née à terme (Linhares, Chimello, & Bordin, 2005). Les enfants nés prématurés manifestent également plus fréquemment des conduites pathologiques d'opposition (Senol *et al.*, 2001). Ces difficultés persistent jusqu'à l'adolescence alors que des signes dépressifs apparaissent fréquemment. Selon Hack (2006), ce tableau caractérise aussi les adultes nés prématurés.

La sévérité de ces constats invite à examiner les choix méthodologiques retenus dans ces recherches, afin de mieux en estimer la portée et la généralisation des conclusions qui pourrait être faite à des fins de soins.

On note, comme signalé précédemment, que la plupart des études ont eu recours à la passation de questionnaires adressés aux parents et/ou aux enseignants, donc en hétéroévaluation (Child Behavioural Scale, Child Behavioural Check-List [CBCL], Vineland Adaptive Behavior Scales, Strengths and Difficulties Questionnaire [SDQ]), et que seulement quelques études confirment que les enfants nés prématurément signalent eux-mêmes des difficultés de relation avec les autres enfants (Wolke, 1998). En revanche Rickards, Kelly, Doyle and Callanan (2001) et Elgen, Sommerfelt, Markestad (2002) se fondent directement sur les réponses à une interview semi-structurée réalisée auprès d'enfants âgés de 11 ans ou d'adolescents de 14 ans pour conclure à une plus faible estime de soi en cas de naissance prématurée.

On retient donc qu'un consensus partiel entre des données obtenues en hétéro- et en autoévaluation aboutit à noter une moindre aisance du comportement social chez les enfants d'âge scolaire avec une persistance à l'adolescence. La conscience de leurs difficultés exprimée par les adolescents rend compte du moindre degré d'estime de soi et de tableaux dépressifs, sans valider toutes les données issues des études auprès des écoliers plus jeunes.

Le même constat méthodologique vaut pour l'évaluation de la régulation des émotions où, là aussi, les travaux s'appuient sur des questionnaires destinés aux parents ou aux enseignants (Rutter Behavioural Questionnaire; questionnaire de Conners; Social Skills Rating System). L'observation longitudinale indique une accentuation des dysfonctionnements de la régulation des émotions entre 8 et 14 ans (Stevenson, Blackburn et Pharoah, 1999), confortant les conclusions de Horwood, Mogridge et Darlow (1998) relatives à des enfants âgés de 7 et 8 ans. La confrontation aux données de l'autoévaluation des adolescents (15-16 ans) montre que les parents et les enseignants rapportent des perturbations émotionnelles et des dysfonctionnements dans les relations avec les pairs, tandis que ces adolescents indiquent uniquement plus de difficultés d'ordre émotionnel que les adolescents nés à terme dans la version auto-rapportée du même questionnaire SDQ (Gardner *et al.*, 2004).

Wocadlo et Rieger (2006) ont évalué les compétences socio-émotionnelles à 8 ans à l'aide d'épreuves comportementales (Receptive Faces subtest of the Diagnostic Analysis of Nonverbal Accuracy). Ils concluent que les enfants anciens prématurés (nés à < 30 semaines AG) sont moins habiles que les enfants du même âge nés à terme pour décoder les expressions émotionnelles faciales et, en particulier, les expressions de faible intensité ou celles de colère. Cela engendrerait des compétences sociales moins élaborées chez les enfants prématurés. Ce type de démarche, rarement initié, à l'avantage de cibler les mécanismes impliqués dans les dysfonctionnements et, simultanément, d'ouvrir des pistes quand il s'agit de promouvoir des interventions préventives ou curatives chez des enfants nés prématurés.

En résumé, les études s'accordent pour constater des dysfonctionnements socio-émotionnels susceptibles d'engendrer des comportements sociaux marqués par le repli sur soi, une faible estime de soi et, par ailleurs, une régulation des émotions moins assurée chez les enfants nés prématurés que chez les enfants nés à terme. Il faut souligner que ces constats sont encore insuffisamment expliqués. L'hypothèse d'effet d'anomalies cérébrales modérées, bien que vraisemblable, n'est pas attestée par des comparaisons systématiques et des données neurofonctionnelles probantes. L'effet du style parental, lui aussi plausible, est issu de calculs de corrélation, sans permettre directement une explication causale. Il y a donc des variables, ou des constellations de variables biomédicales et socio-familiales qui, selon l'expression consacrée, sont des candidates sérieuses pour comprendre, mais sans être actuellement démontrées pour leurs valeurs explicatives. Un modèle théorique des compétences socio-émotionnelles et de leur développement est alors nécessaire pour examiner plus avant les processus cognitifs impliqués dans la régulation comportementale et émotionnelle.

DÉVELOPPEMENT DES COMPÉTENCES SOCIO-ÉMOTIONNELLES

Durant la dernière décennie, l'intérêt pour les compétences socio-émotionnelles n'a cessé de croître. Ainsi, il a pu être défini qu'un comportement social adéquat nécessite des capacités particulières, telles que la capacité d'évaluer les émotions d'autrui, d'estimer les conséquences d'une action, d'anticiper le point de vue de l'autre et de contrôler ses propres émotions. Par conséquent, un comportement social adapté résulte de l'activation de différents processus spécifiques interagissant sur le plan cognitif (identification de visages, orientation du regard, théorie de l'esprit, connaissance des règles morales et conventionnelles, etc.), comme sur le plan émotionnel (reconnaître les émotions d'autrui, réguler et exprimer des émotions) et sur le plan motivationnel (sensibilité à la récompense, à la punition) (Dodge *et al.*, 2002). Par ailleurs, une série de capacités plus générales est également nécessaire à la réalisation de comportements adéquats, notamment les compétences exécutives évoquées dans le chapitre de Deforge *et al.* (ce volume, p. 107).

MODÈLE INTÉGRATIF DES COMPÉTENCES SOCIO-ÉMOTIONNELLES

Yeates *et al.* (2007) ont proposé un modèle intégrant et reliant les compétences cognitives et émotionnelles en jeu dans la cognition sociale chez les enfants. Le modèle postule des relations dynamiques entre les différents aspects cognitifs et émotionnels impliqués dans le processus du développement des compétences sociales. Il est principalement destiné à comprendre les difficultés sociales et comportementales des enfants présentant un dysfonctionnement neurologique apparaissant au cours du développement. Il spécifie les relations entre l'ajustement social, les interactions/relations entre les pairs, la résolution de problèmes sociaux, la communication, les processus socio-affectifs et les processus exécutifs.

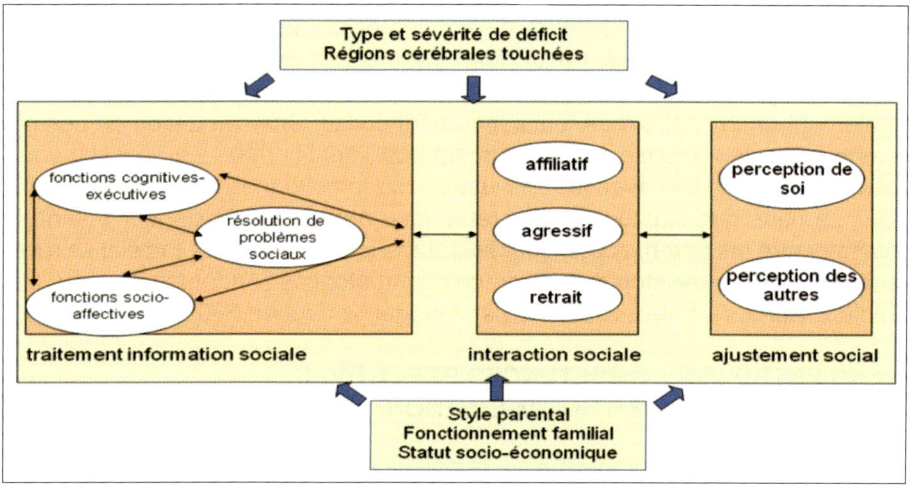

Figure 1. Modèle intégratif des compétences sociales de Yeates *et al.* (2007).

Le modèle (Figure 1) est composé en premier lieu des **processus de traitement des informations sociales** comprenant une série d'étapes distinctes de résolutions de problèmes, nécessaires pour répondre à une situation sociale. Il s'agit d'interpréter les indices sociaux, de clarifier les buts, de générer des solutions alternatives, de sélectionner et réaliser une réponse spécifique ainsi que d'en estimer l'issue. Ces *compétences de résolutions de problèmes sociaux* sont évaluées le plus souvent en demandant aux enfants de répondre à des questions sur d'hypothétiques dilemmes sociaux. En parallèle, toute une série de *fonctions cognitives exécutives*, ainsi que des *fonctions socio-émotionnelles* (régulation émotionnelle), participent aux processus de traitement des informations sociales et interagissent avec les compétences de résolutions de problèmes sociaux. De ce fait, les processus de traitement des informations sociales sont activés à des degrés divers lors des **interactions sociales** et en fonction du type de situations sociales rencontrées (activités entre pairs, réponse à une provocation, etc.) et de la nature des relations entre l'enfant et les individus présents lors d'une interaction (proches ou non familiers). Le modèle envisage trois principaux types de comportements lors de ces interactions : un *comportement affiliatif*, aller vers l'autre ; un *comportement agressif*, contre l'autre ; un *comportement d'évitement*, d'éloignement de l'autre. Ces trois types de comportements sont évalués chez l'enfant à l'aide de questionnaires et/ou d'échelles comportementales. Toutefois, la réalisation d'une interaction sociale adaptée impliquerait également d'autres dimensions personnelles et environnementales, définies en termes d'ajustement social et mesurées à l'aide d'échelles et de questionnaires remplis soit par des personnes proches des enfants (*perception des autres*), soit par l'enfant lui-même (*perception de soi*).

Rubin, Bukowski et Parker (2006) ont aussi avancé que les processus de traitement des informations sociales, les interactions sociales et l'ajustement social sont intimement liés et nécessaires au bon fonctionnement social des enfants. De ce fait, des facteurs de risques et de résilience, qu'ils soient de nature organique (*lésions ou dysfonctionnements cérébraux*) ou environnementale (*style parental, fonctionnement familial, statut socio-économique*) ont également un impact sur ce fonctionnement social. Une évaluation de ces différents aspects s'impose par conséquent pour identifier quels processus pourraient être mis en lien avec les difficultés socio-émotionnelles observées. C'est dans ce sens que l'attitude des parents face aux difficultés de leur enfant, la relation entre les parents ou encore le statut socio-économique familial se révèlent influencer le développement de ces compétences (Anderson *et al.*, 2008 ; Rubin & Burgess, 2002 ; Zahn-Wayler, Duggal, & Gruber, 2002).

LIENS ENTRE LES COMPÉTENCES EXÉCUTIVES ET LES COMPÉTENCES SOCIO-ÉMOTIONNELLES

L'étude des fonctions exécutives (FE dans la suite du texte) et de leurs liens avec les compétences socio-émotionnelles est un domaine de recherche en essor depuis quelques années, ceci aussi bien chez l'adulte que chez l'enfant. Toutefois, rares sont encore les études longitudinales dans le domaine permettant de déterminer les origines développementales des FE, leurs trajectoires temporelles et leurs liens avec le développement de la régulation des émotions.

Pour rappel, les FE sont des compétences nécessaires à l'adaptation des personnes à des situations nouvelles lorsque les routines d'actions deviennent insuffisantes pour résoudre le problème (Collette, 2004). La mise à jour des informations, le shifting, l'inhibition et la gestion de double tâches sont considérées comme des processus exécutifs à la fois distincts et reliés (Miyake *et al.*, 2000). Les études développementales ont également retrouvé une organisation factorielle des fonctions exécutives chez l'enfant (Garon, Bryson, & Smith, 2008 ; Lehto *et al.*, 2003). Concernant les capacités d'inhibition, Friedman et Miyake (2004) ont récemment distingué deux mécanismes inhibiteurs chez l'adulte : d'une part, l'inhibition de réponses dominantes ou automatiques, ainsi que la capacité à résister à l'interférence de distracteurs présents dans l'environnement externe et, d'autre part, la résistance à l'interférence proactive, ou capacité à résister à l'intrusion en mémoire d'informations qui ont été pertinentes, mais qui ne le sont plus pour la tâche en cours. Toutefois, ce modèle de l'inhibition n'a pas été validé chez l'enfant (Huizinga, Dolan, & Van der Molen, 2006), car les scores aux épreuves mesurant les capacités d'inhibition chez les enfants ne se regroupent pas de la même manière que chez l'adulte. Cela implique qu'il est nécessaire d'évaluer de manière distincte les différents processus d'inhibition chez les enfants, d'autant plus que la capacité à inhiber consciemment (« *effortful control* », Kochanska *et al.*, 1996. 1997, 2000) un comportement dominant, une réponse émotionnelle, ou de réaliser une réponse différente de celle qui serait attendue, est demandée quotidiennement dans les apprentissages scolaires et au niveau social (Carlson & Wang, 2007; Hoeksma, Oosterlaan, & Schipper, 2004; Kieras *et al.*, 2005; Liebermann, Giesbrecht, & Müller, 2007).

Récemment, Jahromi (2006) a remarqué que des enfants d'âge préscolaire (4 ans 1/2) présentant des déficits exécutifs, principalement d'inhibition, montraient aussi de faibles compétences de régulation des émotions: ils utilisent des stratégies de *coping* agressives et, fréquemment, des expressions faciales négatives. Par ailleurs, des études longitudinales ont identifié une relation étroite entre les compétences d'inhibition et celles de régulation émotionnelle. En effet, Nigg, Quamma, Greenberg et Kusché (1998) ont observé que les compétences de contrôle « *effortful* » étaient en lien direct avec les compétences sociales deux ans plus tard. Riggs, Blair et Greenberg (2003) concluent que de bonnes capacités d'inhibition sont significativement corrélées à la diminution des problèmes comportementaux, aussi bien internalisés qu'externalisés à l'âge scolaire. Dans la même perspective, Eisenberg et ses collaborateurs (Eisenberg *et al.*, 2000; Eisenberg *et al.*, 2004) ont montré que les problèmes comportementaux des enfants, tels que l'agressivité ou la colère excessive (troubles « externalisés »), étaient dus à de faibles capacités d'inhibition associées à un niveau élevé de réactivité en lien avec les systèmes motivationnels.

Finalement, une étude récente de Rhoades, Greenberg et Domitrovich (2009) a évalué les liens entre les compétences socio-émotionnelles et les capacités d'inhibition de 146 enfants âgés de 2 1/2 à 5 ans. Elle conclut que les enfants présentant les meilleures compétences dans les épreuves d'inhibition montrent un meilleur ajustement social, comparés aux enfants ayant des performances d'inhibition plus faibles. De plus, les enfants ayant de meilleures compétences d'inhibition sont considérés par les enseignants comme ayant de meilleures compétences sociales et moins de difficultés comportementales (troubles internalisés).

L'ensemble de ces résultats identifie donc un lien étroit, dès le plus jeune âge, entre les compétences exécutives (principalement, les capacités d'inhibition), la régulation comportementale et émotionnelle ainsi que le niveau de socialisation des enfants. Des variables environnementales telles que le niveau d'impulsivité et la forme de socialisation des parents ont également un impact sur le développement de ces compétences. Ces données, qui s'accordent en grande partie avec les prédictions du modèle intégratif de Yeates *et al.* (2007), invitent à examiner leur pertinence dans les situations développementales créées par la naissance prématurée.

FONCTIONS EXÉCUTIVES ET COMPÉTENCES SOCIO-ÉMOTIONNELLES CHEZ LES ENFANTS NÉS PRÉMATURÉMENT

LES CAPACITÉS EXÉCUTIVES DES ENFANTS NÉS PRÉMATURÉMENT

Si différentes études ont montré qu'une naissance prématurée affecte de façon spécifique le développement des FE chez l'enfant, elles ne concluent pas à un déficit massif, mais plutôt sélectif, et s'appuient, comme l'indique le tableau 1, sur des méthodes d'évaluation différentes selon les fonctions et les âges évalués.

Etude	**Âge des groupes étudiés**	**Poids de naissance et/ou âges gestationnels**	**Mesures d'inhibition de réponses dominantes**	**Mesure de la résistance à l'interférence de distracteurs**
Harvey *et al.* (1999)	5 ans	< 1 500 g	Luria tapping test*	
Böhm *et al.* (2002)	5-6 ans	23-36 semaines	Subtest Cogner/Frapper, NEPSY*	Subtest Attention Visuelle, NEPSY*
Espy *et al.* (2002)	2-3 ans	28-36 semaines	Delayed Alteration *	
Bayless & Stevenson (2007)	6-13 ans	23-32 semaines	TEA-Ch inhibition*	
Snyder *et al.* (2007)	2 ans	< 1 500 g		Tâche de Flankers*
Leclerc *et al.* (2006)	7-9 ans	29-34 semaines		Child ANT*
Deforge *et al.* (2007)	8 1/2 - 10 1/2 ans	≤ 36 semaines	Epreuves des Gestes Contraires * Tour de Londres*	Subtest Suite de mots, K. ABC* Fluences verbales* Empan ordre indirect*
Edgin *et al.* (2008)	2-4 ans	< 33 semaines ou < 1 500 g	Detour Reaching task*	
Shum *et al.* (2008)	7-9 ans	< 27 semaines ou ≤ 1 000 g	Test de Stroop	Subtest Attention Visuelle, NEPSY*
Sun, Mohay & O'Callaghan (sous presse)	8 mois	≤ 32 semaines ou < 1 250 g	AB tâche*	
Pizzo *et al.*, 2010	6 ans	< 32 semaines	Child ANT*	

*Déficit d'inhibition trouvé par les auteurs.

Tableau 1. Etudes ayant évalué les compétences d'inhibition chez les enfants nés prématurément.

On constate que les travaux convergent pour conclure que les enfants nés prématurément ont une forte probabilité de manifester à l'âge préscolaire des déficits d'inhibition de réponses dominantes, risque qui tend à s'estomper en début de scolarité primaire. Les résultats ne vont toutefois pas tous dans le même sens : Shum *et al.* (2008) voient le déficit disparaître à l'âge scolaire, alors que Bayless et Stevenson (2007) et Deforge *et al.* (2007) notent plutôt qu'il persiste à cet âge. Par contre, en ce qui concerne la résistance aux distracteurs et aux informations non pertinentes, le déficit est remarqué précocement (Snyder *et al.*, 2007) et perdure dans le développement (Leclercq *et al.*, 2006). Ces conclusions engagent d'une part à étudier plus avant les compétences d'inhibition dès l'âge préscolaire et à conduire des suivis longitudinaux pour mieux en cerner l'évolution. Il s'agit d'autre part de désigner les épreuves qui sont les plus sensibles pour décider de l'opportunité d'une prise en charge thérapeutique des enfants. Les travaux ne permettent en effet pas de trancher entre la manifestation d'un retard simple du développement des capacités d'inhibition qui s'estompera avec l'exercice habituel au fil des âges, ou celle d'un déficit persistant qui justifie des prises en charge éducatives particulières.

LIENS ENTRE FONCTIONS EXÉCUTIVES ET COMPÉTENCES SOCIO-ÉMOTIONNELLES CHEZ LES ENFANTS NÉS PRÉMATURÉMENT, À L'ÂGE SCOLAIRE

Alors que quelques études suggèrent l'existence de difficultés exécutives, en particulier des difficultés d'inhibition chez des enfants nés prématurés de 8 et 9 ans (Anderson *et al.*, 2004) ; et à l'âge de 11 ans (Taylor *et al.*, 2000), ni la nature précise de ces difficultés cognitives et socio-émotionnelles, ni leurs relations développementales ne sont définies au moyen de tâches spécifiques. Pourtant, si on veut identifier de manière précoce et prévenir les problèmes aussi bien cognitifs que comportementaux, il est nécessaire d'expliciter ces relations chez des jeunes enfants. C'est dans ce contexte, que nous avons réalisé une étude exploratoire chez 18 enfants nés prématurément (< 32 semaines AG), âgés de 5 ans, en évaluant les FE ainsi que les compétences de raisonnement social, en comparaison avec des enfants nés à terme de même âge chronologique. Afin de mesurer les FE, des épreuves d'inhibition (Luria's tapping test) et de planification (Subtest de la Tour de la NEPSY) ont été administrées. Par ailleurs, une épreuve d'attention sélective demandant d'inhiber des distracteurs visuels a été administrée (Subtest d'Attention Visuelle de la NEPSY). Une épreuve de résolution de problèmes sociaux (Barisnikov, Van der Linden, & Hippolyte, 2004) a également été proposée aux enfants. Cette épreuve consiste en 14 dessins présentant cinq comportements appropriés (aider autrui, coopérer, partager, etc.) et neuf comportements inappropriés (voler, détruire la propriété d'autrui, ne pas partager, faire mal autrui, etc.). Il est demandé aux enfants pour chaque scène de juger dans un premier temps si le comportement est approprié ou non, puis d'identifier (en pointant sur le dessin) l'élément sur lequel ils fondent leur jugement. En dernier lieu, il leur est demandé d'expliquer pourquoi le comportement est approprié ou non (raisonnement social), afin d'analyser dans quelle mesure leur raisonnement est basé sur des règles de comportement social (morales ou conventionnelles). Dans un dernier temps, les comportements des enfants sont mesurés à l'aide du Questionnaire de Conners, proposé aux parents.

L'étude aboutit à noter plus de déficits exécutifs et des difficultés de raisonnement social chez les enfants nés prématurément à < 32 semaines AG, en comparaison des enfants nés à terme. Des comportements d'opposition ont également été plus souvent observés par les parents des enfants nés prématurément, comparativement aux réponses des parents des enfants nés à terme. Sur le plan exécutif, des problèmes d'inhibition sont visibles à la passation du Luria's tapping test. De même, dans le subtest d'Attention Visuelle de la NEPSY, un nombre plus important de fausses alarmes a été trouvé chez les enfants anciens prématurés par rapport aux enfants tout-venants. Sur le plan du raisonnement social, les enfants nés prématurément se sont montrés significativement plus en difficulté pour juger si une situation était appropriée ou non. De plus, leur raisonnement social (nécessitant une bonne représentation des règles morales et conventionnelles sous-jacentes aux scènes montrées) est essentiellement fondé sur la description de ce qui se passe dans la scène, alors que les enfants tout-venants affichent un niveau de représentation des règles morales et conventionnelles tenant compte d'une dimension d'intersubjectivité (par exemple : « ce n'est pas bien parce que cela lui fait mal » ; « ce n'est pas bien parce qu'elle ne donne pas à l'autre petite fille »). Par contre, il est à signaler que les deux groupes d'enfants ont encore des difficultés à ce niveau d'âge pour définir les règles conventionnelles ou morales en lien avec les situations sociales, que celles-ci soient jugées appropriées ou non.

En dernier lieu, et en accord avec le modèle de Yeates, l'étude a établi des liens entre les capacités d'inhibition des enfants de 5 ans nés prématurément et leurs compétences de jugement et de raisonnement social. De même, une relation entre les problèmes comportementaux (présence d'opposition plus fréquente) et les compétences d'inhibition a aussi pu être mise en évidence.

Une autre étude examine de manière détaillée les capacités d'inhibition et les mettent en relation avec les compétences de raisonnement social des enfants nés prématurément. 36 enfants anciens grands prématurés (< 32 semaines d'AG), comparés à 36 enfants nés à terme de même âge chronologique (6 ans) ont répondu à deux types d'épreuves évaluant les capacités d'inhibition. Tout d'abord les capacités d'inhibition de réponses dominantes ont été évaluées par la passation du subtest du Cogner/Frapper de la NEPSY, du Go/No go de la KITAP, et d'une épreuve de type Simon Task. Par ailleurs, les capacités de résistance à des distracteurs ont été mesurées à l'aide de la Child ANT et du Subtest d'Attention Visuelle de la NEPSY. En complément de ces épreuves, les compétences de résolution de problèmes sociaux ont été évaluées à l'aide de la Tâche de Résolution de Situations Sociales déjà utilisée dans l'étude précédente. Enfin, sur le plan du comportement des enfants, deux questionnaires ont été proposés aux parents: Le questionnaire des forces et des faiblesses (SDQ) et le BRIEF. De plus, le questionnaire UPPS de Whiteside et Lynam (2001), qui mesure les quatre dimensions de l'impulsivité (recherche de sensation, manque de préméditation, manque de persévérance et urgence), a également été rempli par les parents, pour eux-mêmes, pour évaluer dans quelle mesure les difficultés d'inhibition des enfants sont en lien avec un vécu impulsif de son parent. L'hypothèse s'appuie sur les conclusions de Park,

Belsky, Putnam, et Crnic (1997) qui soutiennent que des parents très intrusifs et impulsifs dans leurs relations avec leurs enfants (âgés de 2-3 ans) suscitent chez ceux-ci l'émergence de difficultés d'inhibition et de comportements externalisés. Cette proposition est conforme aux propositions de Yeates et al. (2007) pour qui le statut socio-économique et le style parental (mesuré en partie à l'aide de l'UPPS) ont une importance dans le développement des compétences socio-émotionnelles des enfants. C'est à ce titre que le statut socio-économique des parents a aussi été relevé pour l'étude. Les résultats indiquent que les capacités d'inhibition de réponses dominantes sont préservées chez les enfants nés prématurément âgés de 6 ans. Seul le temps de réaction médian à l'épreuve Go/No go est plus lent que chez les enfants nés à terme, sans qu'on puisse définir s'il s'agit seulement d'un effet général de vitesse de traitement, fréquemment retrouvé chez les enfants nés prématurément (Rose & Feldman, 1996) ou d'une vitesse affectée plus spécifiquement par le traitement d'inhibition de réponses dominantes. En revanche, les enfants nés prématurément obtiennent des scores déficitaires à la Child ANT, bien que la vitesse de traitement ait été contrôlée. Leurs compétences à résister à l'interférence due à la présence de distracteurs sont donc altérées en comparaison des enfants nés à terme. Comme dans l'étude précédente, les enfants nés prématurément sont plus en difficulté que leurs pairs d'âge nés à terme pour identifier l'élément pertinent sur lequel fonder leur jugement de situation appropriée ou non appropriée. Ils maîtrisent de manière inefficace la représentation des règles conventionnelles et morales liées au jugement des situations sociales présentées.

Sur le plan du comportement, les questionnaires remplis par les parents ont donné un score élevé sur la sous-échelle d'inhibition du BRIEF pour les enfants nés prématurément. Les parents des anciens prématurés ont également relevé de manière significativement plus fréquente des problèmes de conduite et, par ailleurs, ils ont signalé des comportements prosociaux moins fréquents chez leurs enfants que le font les parents des enfants nés à terme. Ces difficultés comportementales ont été déclarées avoir un impact significatif dans la vie quotidienne des enfants nés prématurément (score d'impact au SDQ significativement élevé). En dernier lieu, le questionnaire d'évaluation des dimensions d'impulsivité chez les parents n'a pas fait apparaître de distinction significative entre les deux groupes de parents. De même, contrairement aux propositions de Yeates *et al.* (2007) et de Anderson *et al.* (2008) aucun impact du statut socio-économique sur les compétences socio-émotionnelles n'a été relevé dans cette étude. A l'issue de cette étude, on ne peut donc pas confirmer que la fréquence plus élevée de difficultés d'inhibition et de difficultés comportementales des enfants nés prématurément âgés de 6 ans soit directement liée à leur environnement familial. Il faudrait étudier des cohortes de plusieurs centaines d'enfants pour tenter de décrire la multiplicité des facteurs qui interviennent dans l'émergence de ces dysfonctionnements.

Les différentes difficultés observées lors de ces évaluations indiquent que les faibles résistances aux distracteurs ou aux informations non pertinentes sont en lien avec les difficultés à identifier les éléments des situations sociales permettant aux enfants d'avoir une représentation adéquate des règles morales et/ou conventionnelles applicables dans ces situations.

LIENS ENTRE FONCTIONS EXÉCUTIVES ET COMPÉTENCES SOCIO-ÉMOTIONNELLES À L'ÂGE PRÉSCOLAIRE CHEZ LES ENFANTS NÉS PRÉMATURÉMENT

Rothbart, Derryberry et Posner (1994) considèrent que l'inhibition est un mécanisme d'auto-régulation fondamentalement associé à la maturation des mécanismes attentionnels et exécutifs apparaissant à la fin de la première année de vie. Aussi, une recherche de Kochanska, Murray, Jacques, Koenig et Vandegeest (1996), chez des enfants entre 2 1/2 et 5 ans, a permis de créer une batterie d'évaluation du contrôle « *effortful* » dans le but de définir les liens entre les FE, plus particulièrement l'inhibition, et leur implication dans le développement de l'auto-régulation et de la socialisation. L'Effortful Control Battery consiste en une série d'épreuves mesurant les capacités à retarder une gratification, à ralentir une action motrice, à supprimer/initier une activité en fonction d'un signal et à inhiber une réponse dominante. Les auteurs ont conclu à un rôle essentiel des bonnes capacités d'inhibition pour obtenir un développement satisfaisant de la régulation de soi et, par conséquent, de la socialisation. Par la suite, Kochanscka, Murray et Coy (1997) ont poursuivi la validation de leur batterie d'évaluation du contrôle « *effortful* » et ont confirmé la présence d'une stabilité du contrôle « *effortful* » entre 2 ans et 5 ans, puis d'une augmentation avec l'âge. Enfin, ils ont mis en évidence l'existence d'une relation entre l'inhibition et les conduites morales de ces enfants. Puis, Kochanska, Murray et Harlan (2000) ont exploré la contribution du contrôle « *effortful* » à la socialisation et à la régulation émotionnelle, chez des enfants évalués à 9, 22 et 33 mois. Les auteurs proposaient en premier lieu l'hypothèse que l'attention focalisée émergeant durant la fin de la première année de vie soutenait le développement du contrôle « *effortful* » (Derryberry & Reed, 1994 ; Rothbart & Bates, 1998 ; Rothbart & Ahadi, 1994). Leur deuxième hypothèse allait dans le sens d'une implication de facteurs environnementaux dans le développement de ce dernier. En effet, bien qu'il y ait un substrat biologique (plus particulièrement au niveau du cortex préfrontal), il pourrait être modifié par l'expérience (notamment par la qualité des relations entre les parents et l'enfant). L'hypothèse proposée par ces auteurs était ainsi que la personnalité des parents pourrait être un facteur contribuant au contrôle « *effortful* » de l'enfant. Maccoby (1980) propose que l'autorégulation parentale et la capacité de retenue (impulsivité contrôlée) seraient inductrices du développement du contrôle impulsif des jeunes enfants. Finalement, la dernière hypothèse proposée suggérait que le contrôle « *effortful* » était impliqué dans le développement social, incluant la modulation des émotions et l'internalisation des règles de conduite. Aussi, les auteurs avaient-ils également trouvé précédemment que le contrôle « *effortful* » prédisait le développement de règles internalisées (Kochanska *et al.*, 1996 ; 1997).

Afin de confirmer leurs hypothèses, Kochanska, Murray, & Harlan (2000) ont conduit une étude utilisant l'Effortful Control Battery. Le comportement des mères durant les interactions avec les enfants ainsi que la socialisation des parents (évaluée à l'aide d'un questionnaire) ont également été pris en compte. Finalement, ils ont utilisé des tâches écologiques afin de tester, chez les enfants de 22 et 33 mois, les capacités de modulation des émotions de colère et de joie (The laboratory temperament assessment battery [Lab-TAB] ;

Goldsmith & Rothbart, 1999). Les résultats ont mis en évidence une augmentation progressive du contrôle « *effortful* » entre 22 et 33 mois. Ces capacités à 33 mois seraient en lien avec une meilleure modulation de la colère et de la joie et avec une meilleure capacité à respecter les interdits. En outre, à 9 mois, les capacités d'attention focalisée, la flexibilité, la sensibilité de la mère dans l'interaction, ainsi que la socialisation de cette dernière, prédiraient la présence d'un meilleur contrôle « *effortful* » à 22 et à 33 mois. Enfin, il existerait une relation entre de bonnes capacités attentionnelles à 22 mois et une meilleure modulation de la colère à 33 mois. Finalement, dans une recherche succédant à cette étude, Aksan et Kochanska (2004) ont conclu que les jeunes enfants (22 et 33 mois) ayant de bonnes capacités d'inhibition avaient également moins de problème d'impulsivité sur le plan comportemental à l'âge de 5 ans. D'après Van der Linden (2004), ces observations seraient en accord avec l'hypothèse selon laquelle les capacités de contrôle « *effortful* » permettraient une régulation des systèmes de l'attention et de la socialisation. De plus, Van der Linden propose que des effets indirects puissent également être associés à un bon niveau de contrôle « *effortful* », permettant à l'enfant d'avoir par la suite un meilleur ajustement scolaire et des relations sociales adéquates.

Parallèlement aux travaux de Kochanska et collaborateurs, Gerardi-Caulton (2000) a également exploré les relations entre les compétences d'inhibition et les capacités de régulation socio-émotionnelles. Pour ce faire, les performances à une tâche d'inhibition de type Simon Task Paradigm ainsi que les capacités de régulation comportementale et émotionnelle ont été évaluées chez 106 enfants âgés de 2 à 3 ans. Les mesures de régulation comportementale comprenaient à la fois des tâches expérimentales et des questionnaires. Les auteurs ont utilisé certaines des tâches de l'Efforful Control Battery de Kochanska et collaborateurs (1996, 1997), telles que l'épreuve de gratification différée, de chuchotements (nommer des personnages de dessins animés en chuchotant), et de construction d'une tour la plus haute possible en respectant le tour de rôle. Enfin, les parents complétaient les informations sur le comportement de l'enfant à l'aide de deux questionnaires, le Toddler Behavior Assessment Questionnaire Revised (TBAQ-R) et le Child Behaviour Questionnaire (CBQ). Ce questionnaire propose des échelles d'évaluation de contrôle inhibiteur, de focus attentionnel, de réactions de plaisir dans des situations peu intenses, de sensibilité perceptive et de colère/frustration. Cette étude montre que les scores de régulation du comportement aux questionnaires sont liés à ceux de la Simon Task, de même que les performances à l'épreuve de gratification différée sont liées aux scores obtenus à la tâche de conflit spatial. L'auteur voit ici un argument pour conclure que le contrôle « *effortful* » intervient de manière importante dans les capacités plus générales d'autorégulation du comportement.

C'est dans le contexte des travaux de Kochanska et collaborateurs sur l'évaluation de l'*effortful control* en lien avec la régulation des émotions que notre dernière étude s'inscrit. Ainsi, nous avons réalisé une étude auprès de 29 enfants nés prématurément (AG < 32 semaines) âgés de 24 mois (âge corrigé), avec l'objectif de définir, d'une part leurs compétences exécutives, de régulation émotionnelle et comportementale, et d'autre part, d'explorer les liens entre les différentes difficultés trouvées. Les compétences exécutives ont été évaluées à l'aide de l'Effortful Control Battery (Kochanska *et al*, 1996, 1997) et les capacités de modulation des émotions de colère, de peur et de joie par l'administration de la Lab-TAB (Goldsmith & Rothbart, 1999). Les comportements des enfants étaient évalués par les parents à l'aide du SDQ. Finalement, tout comme pour l'étude réalisée chez les enfants de 6 ans, le style parental (à savoir l'impulsivité mesurée avec l'UPPS) était pris en considération, ainsi que le statut socio-économique. Les résultats indiquent que les enfants nés prématurément manifestent dès 24 mois plus de difficultés exécutives que les enfants nés à terme. Ils montrent également des difficultés pour réguler leurs émotions de peur et de colère, alors que la régulation des émotions de joie ne se différencie pas de celle des enfants nés à terme. Enfin, les parents des enfants prématurés remarquent des signes de difficultés attentionnelles et/ou d'hyperactivité chez leurs enfants dès 24 mois. Tout comme pour les enfants de 6 ans, on ne peut pas conclure que le style parental diffère entre les deux groupes de parents. Les difficultés de régulation des émotions et les problèmes exécutifs des enfants prématurés à l'âge préscolaire ne sembleraient montrer que peu de liens directs.

CONCLUSIONS

Les recherches récentes ont permis de mettre en évidence la présence de difficultés au niveau des fonctions exécutives et des compétences attentionnelles chez les enfants nés prématurément. Plus spécifiquement, des problèmes d'inhibition peuvent être considérés comme étant à la base des difficultés de résolution de tâches complexes et/ou de problèmes comportementaux. Sur le plan des compétences d'inhibition, de rares études en neuro-imagerie fonctionnelle vont dans ce sens et indiqueraient que les performances comportementales en inhibition de réponses dominantes paraissent équivalentes à celles d'enfants et d'adolescents nés à terme, les réseaux d'activation ne semblent pas équivalents (Nosarti *et al.*, 2007 ; Urben *et al.*, 2009). Les études neuro-structurales rapportent également des spécificités chez les enfants nés prématurément, notamment une réduction du volume de la matière blanche, consécutive à des lésions néonatales (Huppi *et al.*, 2001), ce qui pourrait expliquer les problèmes cognitifs et comportementaux observés chez ces enfants (Borradori Tolsa *et al.*, 2009 ; Inder *et al.*, 2005). Comme nous pouvons le constater, l'enfant né prématurément vient au monde avec une plus grande vulnérabilité sur le plan du développement neurologique et psychologique. De ce fait, son développement est plus sensible à l'influence de divers facteurs environnementaux/sociaux (statut socio-économique, fonctionnement familial, qualité de l'environnement familial, etc.) pour le développement. Ainsi un dépistage précoce des enfants prématurés les plus à risque de présenter des troubles développementaux est d'une importance décisive pour leur avenir scolaire et social. Dans cette perspective, l'élaboration de protocoles cliniques basés sur des modèles cognitifs développementaux intégrant les dimensions biologique, neuropsychologique et environnementale est primordiale pour l'évaluation de l'impact de la prématurité sur le développement de ces enfants.

RÉFÉRENCES

Aksan, N., & Kochanska, G. (2004). Links between systems of inhibition from infancy to preschool years. *Child Development, 75*(5), 1477-1490.

Anderson, P.J., & Doyle, L.W. (2004). Executive functionning in school-aged children who were born very preterm or with extremely low birth weight in the 1990s. *Pediatrics, 114*(1), 50-57.

Anderson, V., Anderson, P.J., Jacobs, R., & Spencer Smith, M. (2008). Development and assessment of executive function : From preschool to adolescence. In V. Anderson, R. Jacobs & P. J. Anderson (Eds.), *Executive function and frontal lobes* (pp. 124-154). New York : Taylor and Francis Group.

Barisnikov, K., Van der Linden, M., & Hippolyte, L. (2004). Tâche de résolution sociale. Geneva : unpublished.

Bayless, S., & Stevenson, J. (2007). Executive functions in school-age children born very prematurely. *Early Human Development, 83*, 247-254.

Bhutta, A.T., Cleves, P.H., Cradock, M.M., & Anand, K.J.S. (2002). Cognitive and behavioral outcomes of school-aged children who were born preterm. *JAMA : The Journal of the American Medical Association, 288*(6), 728-737.

Böhm, B., Katz-Salamon, M., Lagercrantz, H., & Forssberg, H. (2002). Developmental risks and protective factors for influencing cognitive outcome at 5 1/2 years of age in very-low-birthweight children. *Developmental Medicine & Child Neurology, 44*, 508-516.

Borradori Tolsa, C., Urben, S., Lazeyras, F., Forcada-Guex, M., Freschi, M., Sancho Rossignol, A., *et al.* (2009). *the Annual Meetings of the Pediatric Academic Societies.* Paper presented at the Brain structural consequences and functional correlate at age 6 years in preterm infants with intrauterine growth restriction.

Breslau, N., & Chilcoat, H.D. (2000). Psychiatric sequelae of low birth weight at 11 years of age. *Society of Biological Psychiatry, 47*, 1005-1011.

Carlson, S.M., & Wang, T. (2007). Inhibitory control and emotion regulation in preschool children. *Cognitive Development, 22*, 489-510.

Clark, C.A., Woodward, L.J., Horwood, L.J., & Moor, S. (2008). Development of emotional and behavioural regulation in children born extremely and very preterm : Biological and social influences. *Child Development., 79*, 1444-14462.

Collette, F. (2004). Exploration des fonctions exécutives par imagerie cérébrale. In T. Meulemans, F. Collette & M. Van der Linden (Eds.), *Neuropsychologie des fonctions exécutives* (pp. 25-51). Marseille : Solal.

Deforge, H., Toniolo, A.M., André, M., & Hascoët, J.-M. (2007). Contrôle inhibiteur et prématurité à l'âge scolaire. *Revue de Neuropsychologie, 17*, 355-392.

Derryberry, D., & Reed, M.A. (1994). Temperament and attention : Orienting towards and away from positive and negative signals. *Journal of Personality and Social Psychology, 66*, 1128-1139.

Dodge, K.A., Laird, R., Lochman, J.E., & Zelli, A. (2002). Multidimentional latent-construct analysis of children's social information processing patterns : Correlations with aggressive behaviour problems. *Psychological Assessment, 14*, 60-73.

Edgin, J., Inder, T.E., Anderson, P.J., Hood, K.M., Clark, C.A., & Woodward, L.J. (2008). Executive functioning in preschool children born very preterm : Relationship with early white matter pathology. *Journal of the International Neuropsychological Society, 14*, 90-101.

Eisenberg, N., Guthrie, I.K., Fabes, R.A., Shepard, S., Losoya, S., Murphy, B.C., *et al.* (2000). Prediction of elementary school children's externalizing problem behaviors from attentional and behavioral regulation and negative emotionality. *Child Development, 71*(5), 1367-1382.

Eisenberg, N., Spinrad, T.L., Fabes, R.A., Reiser, M., Cumberland, A., Shepard, S. A., *et al.* (2004). The relations of effortful control and impulsivity to children's resiliency and adjustment. *Child Development, 75*(1), 25-46.

Elgen, I., Sommerfelt, K., & Markestad, T. (2002). Population based, controlled study of behavioural problems and psychiatric disorders in low birthweight children at 11 years of age. *Archives of disease in childhood. Fetal and neonatal edition, 87*, 128-132.

Espy, K. A., Stalets, M. M., McDiarmid, M. M., Senn, T. E., Cwik, M. F., & Hamby, A. (2002). Executive functions in preschool children born preterm : Application of cognitive neuroscience paradigms. *Child Neuropsychology, 8*(2), 83-92.

Friedman, H., & Miyake, A. (2004). The relations among inhibition and interference control functions : A latent-variable analysis. *Journal of Experimental Psychology, 133*(1), 101-135.

Gardner, F., Johnson, A., Yudkin, P., Bowler, U., Hockley, C., Mutch, L., *et al.* (2004). Behavioral and emotional djustment of teenagers in mainstream school who were born before 29 weeks' gestation. *Pediatrics, 114*, 676-682.

Garon, N., Bryson, S., & Smith, I. (2008). Executive Function in Preschoolers : A Review Using an Integrative Framework. *Psychological Bulletin, 134*, 31-60.

Gerardi-Caulton, G. (2000). Sensitivity to spatial conflict and the development of self-regulation in children 24-36 months of age. *Developmental Science, 3*(4), 397-404.

Gioia, G. A., Isquith, P. K., Guy, S. C., & Kenworthy, L. (1996). *BRIEF : Behavior Rating Inventory of Executive Function.* Odessa, Floride : Psychological Assessment Ressources, Inc.

Goldsmith, H.H., & Rothbart, M.K. (1999). The Laboratory Temperament Assessment Battery (Locomotor version, Edition 3.1.). Madison, WI : University of Wisconsin-Madison.

Hack, M. (2006). Young adult outcomes of very-low-birth-weight children. *Seminars in Fetal & Neonatal Medecine, 11*, 127-137.

Harvey, J.M., O'Callaghan, M.J., & Mohay, H. (1999). Executive function of children with extremely low birthweight : A case control study. *Developmental Medicine & Child Neurology, 41*, 292-297.

Hille, E.T., Den Ouden, L., Saigal, S., Wolke, D., Lambert, M., Whitaker, A., *et al.* (2001). Behavioural problems in children who weigh 1 000 g or less at birth in four countries. *The Lancet, 357*, 1641-1643.

Hoeksma, J.B., Oosterlaan, J., & Schipper, E.M. (2004). Emotion regulation and the dynamics of feelings : A conceptual and methodological framework. *Child Development, 75*(4), 354-360.

Hoff, B., Hansen, B., Munck, H., & Mortensen, E.L. (2004). Behavioral and social development of children born extremely premature : 5-year follow-up. *Scandinavian Journal of Psychology, 45*, 285-292.

Horwood, L.J., Mogridge, N., & Darlow, B.A. (1998). Cognitive, educational, and behavioural outcomes at 7 to 8 years in a national very low birthweight. *Archives of disease in childhood. Fetal and neonatal edition, 79*, 12-20.

Huizinga, M., Dolan, C.V., & Van der Molen, M.W. (2006). Age-related change in executive function : Developmental trends and a latent variable analysis. *Neuropsychologia*(in press).

Hultman, C.M., Torrang, A., Tuvblad, C., Cnattingius, S., Larsson, J.-O., & Lichtenstein, P. (2007). Birth weight and Attention-Deficit/Hyperactivity symptoms in childhood and early adolescence: A prospective swedish twin study. *Journal of the American Academy of Child and Adolescent Psychiatry, 46*, 370-377.

Huppi, P.S., Murphy, B.C., Maier, S.E., Zientara, G.P., Inder, T.E., Barnes, P.D., *et al.* (2001). Microstructural brain development afpter perinatal cerebral white matter injury assessed by diffusion tensor magnetic resonance imaging. *Pediatrics, 107*(3), 455-460.

Inder, T.E., Warfield, S.K., Wang, H., Huppi, P., & Volpe, J.J. (2005). Abnormal cerebral structure is present at term in premature infants. *Pediatrics, 115*, 286-294.

Jahromi, L.B. (2006). Individual differences in inhibitiory control: Relations across domains and predictions to theory of mind. *Dissertation Abstracts International: Section B: The Sciences and Engineering*(67), 1730.

Kieras, J.E., Tobin, R.M., Graziano, W.G., & Rothbart, M.K. (2005). You can't always get what you want: Effortful control and children's responses to undesirable gifts. *Psychological Science, 16*, 391-396.

Kochanska, G., Murray, K., & Coy, K.C. (1997). Inhibitory control as a contributor to conscience in childhood: From toddler to early school age. *Child Development, 68*(2), 263-277.

Kochanska, G., Murray, K., & Harlan, E.T. (2000). Effortful control in early childhood: Continuity and change, antecedents and implications for social development. *Development Psychology, 36*(2), 220-232.

Kochanska, G., Murray, K., Jacques, T.Y., Koenig, A.L., & Vandegeest, K.A. (1996). Inhibitory control in young children and its role in emerging internalization. *Child Development, 67*(2), 490-507.

Korkman, M., Kirk, U., & Kemp, S. (2003). *NEPSY: Bilan neuropsychologique de l'enfant-manuel.* Les Editions du Centre de Psychologie Appliquée.

Leclercq, V., Jambaqué, I., Picard, A., Bricout, L., & Siéroff, E. (2006). Trouble du contrôle attentionnel et prématuré. *Revue de Neuropsychologie, 16*, 41-64.

Lehto, J.E., Juujärvi, P., Kooistra, L., & Pulkkinen, L. (2003). Dimensions of executive functioning: Evidence from children. *British Journal of Developmental Psychology, 21*, 59-80.

Li-Grining, C.P. (2007). Effortful control among low-income preschoolers in three cities: Stability, change, and individual differences. *Developmental Psychology, 43*, 208-221.

Liebermann, D., Giesbrecht, G.F., & Müller, U. (2007). Cognitive and emotional aspects of self-regulation in preschoolers. *Cognitive Development, 22*, 511-529.

Linhares, M.B., Chimello, J.T., & Bordin, M.B. (2005). Psychological development of school-age children born preterm in comparison with children born full-term. *Psicologia: Reflexao e critica, 18*(1), 109-117.

Lowe, J., Woodward, B.M., & Papile, L.-A. (2005). Emotional regulation and its impact on development in extremely low birth weight infants. *Journal of Developmental and Behabioral Pediatrics, 26*(3), 209-213.

Maccoby, E.E. (1980). *Social development: Psychological growth and the parent child relationship.* New York: Harcourt Brace Janovich.

Miyake, A., Friedman, H., Emerson, M.J., Witzki, A.H., & Howerter, A. (2000). The unity and diversity of executive functions and their contributions to complex "frontal lobe" tasks: A latent variable analysis. *Cognitive Psychology, 41*, 49-100.

Nigg, J.T., Quamma, J.P., Greenberg, M.T., & Kusché, C.A. (1998). A two-year longitudinal study of neuropsychological and cognitive performance in relation to behavioral problems and competencies in elementary school children. *Journal of Abnormal Psychology, 27*, 51-63.

Nosarti, C., Giouroukou, E., Micali, N., Rifkin, L., Morris, R. G., & Murray, R. M. (2007). Impaired executive functioning in young adults born very preterm. *Journal of the International Neuropsychological Society, 13*, 1.

Park, S., Belsky, J., Putnam, S., & Crnic, K. (1997). Infant emotionality, parenting, and 3-year inhibition: Exploring stability and lawful discontinuity in a mal sample. *Developmental Psychology, 33*, 218-227.

Pizzo, R., Urben, S., Van der Linden, M., Borradori-Tolsa, C. *et al.* (2010). Attentional networks efficiency in preternm children. *Journal of the International Neuropsychological Society, 16*: 130-137.

Posner, M. I., & Peterson, J. (1990). The attention system of the human brain. *Annual Review of Neuroscience, 13*, 25-42.

Rhoades, B. L., Greenberg, M. T., & Domitrovich, C. E. (2009). The contribution of inhibitory control to preschoolers' social-emotional competence. *Journal of Applied Developmental Psychology*, *30*, 310-320

Rickards, A. L., Kelly, E. A., Doyle, L. W., & Callanan, C. (2001). Cognition, academic progress, behavior and self-concept at 14 years of very low birth weight children. *Journal of developmental and behavioral pediatrics, 22*, 11-18.

Riggs, N. R., Blair, C., & Greenberg, M. T. (2003). Concurrent and 2-year longitudinal relations between executive function and the behavior of 1st and 2nd grade children. *Child Neuropsychology, 9*, 267-276.

Rose, S. A., & Feldman, J. F. (1996). Memory and processing speed in preterm children at eleven years: A comparison with full-term. *Child Development., 67*, 2005-2021.

Rothbart, M., & Bates, J. (1998). Temperament. In W. Damon & N. Eisenberg (Eds.), *Handbook of child psychology: Vol. 3. Social, emotional, and personality development* (5th edition, pp. 105-176). New York: Wiley.

Rothbart, M. K., & Ahadi, S. A. (1994). Temperament and social behaviour in childhood. *Merrill-Palmer Quarterly, 40*, 21-39.

Rothbart, M. K., Derryberry, D., & Posner, M. I. (1994). Temperament, development and the Big Five. In F. Charles, G. A. Kohnstamm & R. Martin (Eds.), *The developing structure of temperament and personality from infancy to adulthood* (pp. 189-207). England: Lawrence Erlbaum Associates, Inc.

Rubin, K. H., Bukowski, W., & Parker, J. P. i. r., and groups. (2006). Peer interaction relationships, and groups. In N. Eisenberg (Ed.), *Handbook of child psychology: Social, emotional, and personality development* (6th edition). New York: Willey.

Rubin, K. H., & Burgess, K. (2002). Parents of aggressive and withdrawn children. In M. Bornstein (Ed.), *Handbook of parenting* (Vol. 1, 2e edition, pp. 383-418). Hillsdale: NJ: Erlbaum.

Rueda, Fan, J., McCandliss, B. D., Halparin, J. D., Gruber, D. B., Lercari, L. P., *et al.* (2004). Development of attentional networks in childhood. *Neuropsychologia, 42*, 1029-1040.

Saigal, S., den Ouden, L., Wolke, D., Hoult, L., Paneth, N., Streiner, D. L., et al. (2003). School-age outcomes in children who were extremely low birth weight from four international population-based cohorts. *Pediatrics, 112*, 943-950.

Senol, S., Sener, S., Ergenekon, E., & Gucuyener, K. (2001). The impact of pre- and perinatal factors on attention-deficit and disruptive behavior disorders. *Turkish Journal of Pediatry, 43*, 231-236.

Shum, D., Neulinger, K., O'Callaghan, M., & Mohay, H. (2008). Attentional problems in children born very preterm or with extremely low birth weight at 7-9 years. *Archives of Cliniqcal Neuropsychology, 23*, 103-112.

Snyder, E., Davis, D. W., Burns, B., & Robinson, J. (2007). Examining attention networks in preschool children born with very low birth weights. *journal of Early Childhood and Infant Psychology, 26*, 611-626.

Stevenson, C. J., Blackburn, P., & Pharoah, P. O. D. (1999). Longitudinal study of behaviour disorders in low birthwight infants. *Archives of disease in childhood. Fetal and neonatal edition, 81*, 5-9.

Sun J, Mohay H, & O'Callaghan, M. (in press). Executive function in preterm and full-term infants. *Early Human Development*

Taylor, H. G., Klein, N., & Hack, M. (2000). School-age consequences of birth weight less than 750 g : A review and update. *Developmental Neuropsychology, 17*(3), 289-321.

Taylor, H. G., Klein, N., Minich, N. M., & Hack, M. (2000). Middle-school-aged outcomes in children with very low birthweight. *Child Development, 71*, 1495-1511.

Tucker, J., & McGuire, W. (2004). ABC of preterm birth-Epidemiology of preterm birth. *British Medical Journal, 329*, 675-678.

Urben, S., Simon, S. R., Lazeyras, F., Borradori-Tolsa, C., Pizzo, R., Van der Linden, M., et al. (2009). *Impact of intrauterine growth restriction (IUGR) on the inhibition of pre-potent response at 6 years of age : A fMRI study*. Paper presented at the 20th National Meeting of the British Neuroscience Association

Van Baar, A. L., van Wassernaer, A. G., Briët, J. M., Dekker, F. W., & Kok, J. H. (2005). Very preterm birth is associated with disabilities in multiple developmental domains. *Journal of Pediatric Psychology, 30*(3), 247-255.

Van der Linden, M. (2004). Fonctions exécutives et régulation émotionnelle. In T. Meulemans, F. Collette & M. V. d. Linden (Eds.), *Neuropsychologie des fonctions exécutives* (pp. 137-153). Marseille : Solal.

Whiteside, S. P., & Lynam, D. R. (2001). The five factor model and impulsivity : Using a structural model of personality to understand impulsivity. *Personnality and Individual Differences, 30*, 669-689.

Wocadlo, C., & Rieger, I. (2006). Social skills and nonverbal decoding of emoions in very preterm children at early school age. *European Journal of Developmental Psychology, 3*, 48-70.

Wolke, D. (1998). Psychological development of prematurely born children. *Archives of Disease in Childhood, 78*, 567-570.

Yeates, K. O., Bigler, E. D., Dennis, M., Gerhardt, C. A., Rubin, K. H., Stancin, T., et al. (2007). Social outcomes in childhood brain disorder : A heuristic integration of social neuroscience and developmental psychology. *Psychological Bulletin, 133*, 535-556.

Zahn-Wayler, C., Duggal, S., & Gruber, R. (2002). Parental psychopathology. In M. Bornstein (Ed.), *Handbook of parenting : Vol. 4. Social conditions and applied parenting* (pp. 295-327). Hillsdale : NJ : Erlbaum.

Index des concepts